U0298745

胎儿超声心动图实用手册

主　编　于　岚

副主编　李小英　玛依努尔·尼亚孜　黄继江　余小琴

主　审　李胜利

编　者　（以姓氏笔画为序）

于　岚（新疆维吾尔自治区人民医院）

万　静（新疆维吾尔自治区人民医院）

马　超（新疆维吾尔自治区人民医院）

王　梅（新疆维吾尔自治区人民医院）

王君花（新疆维吾尔自治区乌鲁木齐市妇幼保健院）

王海英（新疆维吾尔自治区人民医院）

朱丽红（新疆维吾尔自治区人民医院）

玛依努尔·尼亚孜　（新疆维吾尔自治区人民医院）

苏陈艾（新疆维吾尔自治区人民医院）

李小英（新疆维吾尔自治区人民医院）

李胜利（南方医科大学附属深圳市妇幼保健院）

何惠丽（新疆维吾尔自治区人民医院）

余小琴（新疆维吾尔自治区人民医院）

陈代英（新疆维吾尔自治区伊宁市妇幼保健院）

娣丽努尔　（新疆维吾尔自治区人民医院）

黄继江（新疆维吾尔自治区人民医院）

靳云芳（新疆维吾尔自治区乌鲁木齐市妇幼保健院）

籍雪晶（新疆维吾尔自治区乌鲁木齐市妇幼保健院）

人民卫生出版社

图书在版编目（CIP）数据

胎儿超声心动图实用手册 / 于岚主编. —北京：人民卫生出版社，2012.6

ISBN 978-7-117-15833-6

Ⅰ. ①胎… Ⅱ. ①于… Ⅲ. ①胎儿－超声心动图－手册 Ⅳ. ①R714.5-62

中国版本图书馆 CIP 数据核字（2012）第 080383 号

门户网：www.pmph.com	出版物查询、网上书店
卫人网：www.ipmph.com	护士、医师、药师、中医师、卫生资格考试培训

胎儿超声心动图实用手册

主　　编：于　岚
出版发行：人民卫生出版社（中继线 010-59780011）
地　　址：北京市朝阳区潘家园南里 19 号
邮　　编：100021
E - m a i l：pmph @ pmph.com
购书热线：010-67605754　010-65264830
　　　　　010-59787586　010-59787592
印　　刷：三河市宏达印刷有限公司
经　　销：新华书店
开　　本：710×1000　1/16　印张：11
字　　数：209 千字
版　　次：2012 年 6 月第 1 版　2012 年 6 月第 1 版第 1 次印刷
标准书号：ISBN 978-7-117-15833-6/R·15834
定　　价：65.00 元

打击盗版举报电话：010-59787491　E-mail：WQ @ pmph.com
（凡属印装质量问题请与本社销售中心联系退换）

本书由新疆维吾尔自治区
科技支撑项目资助

内容提要

作者总结了多年胎儿超声心动图临床诊断经验,结合胎儿心脏胚胎学及血液循环的特点,详细论述胎儿超声心动图检查基础,内容涵盖正常胎儿不同胎位超声心动图基本切面、正常胎儿二维超声心动图、正常胎儿彩色多普勒超声心动图、胎儿心脏位置确定及位置异常、心脏发育不良综合征、单心室、间隔缺损、完全型大动脉转位、矫正型大动脉转位、右室双出口、法洛四联症、永存动脉干等内容。本书内容翔实、图文并茂、专业性强,可作为超声医学专业医生进行产前胎儿心脏筛查的必备参考书。

主编简介

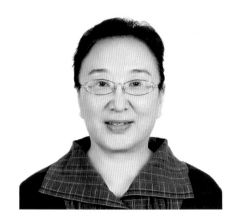

　　于岚，新疆维吾尔自治区人民医院超声科主任，主任医师、教授、硕士生导师。从事腹部、心血管及妇产超声诊断近27年，完成胎儿心脏畸形产前超声诊断10 000余例，在新疆较早开展胎儿超声心动图检查。主持及参与多项国家级和省级课题，曾获新疆科技进步二等奖一项，发表论文30余篇，参编专著1部。任新疆医学会超声专业委员会副主任委员，新疆超声医学工程学会副会长，中国医师协会超声医师分会产前超声指南质量控制专家组成员，中国超声医学工程学会妇产专业委员会委员。

先天性心脏病是最常见的出生缺陷之一，发病率在活产新生儿为 1‰～13‰，在死胎中则可高达 30‰，是我国婴幼儿死亡的首要原因。随着超声诊断仪器的发展和诊断技术的提高，大部分的先天性心脏病可以在产前通过胎儿超声心动图检查获得早期诊断，其对于指导产前咨询和及时干预，降低围生期胎儿、新生儿病死率有着重要意义。

胎儿超声心动图检查是对产科超声、小儿超声心动图和腹部超声技术的融合。国内各家医院超声组织结构由于存在专业划分过细等问题，胎儿心脏畸形检出率较低。新疆维吾尔自治区人民医院的于岚教授在胎儿超声心动图方面做了大量的工作，完成了约 10 000 余例胎儿超声心动图检查，同时结合自己多年腹部和心脏超声的临床经验，撰写了这本《胎儿超声心动图实用手册》。当我阅读这本书时，被书中大量清晰声像图和生动的模式图所吸引，内容从基本超声切面到复杂的先天性心脏病，文字言简意赅、深入浅出、循序渐进，并以模式图进行对照阐述说明，使读者易于解读，故此，我欣然提笔作序。

胎儿产前筛查是我国提高人口素质的一项重要内容，是卫生部门及全社会高度重视的问题，此书的出版定能为我国超声学界添砖加瓦，培养出更多的超声心动图医师。

首都医科大学附属北京安贞医院　首席专家

李治安

前 言

　　胎儿产前筛查是我国提高人口素质的一项重要内容,它不仅关系到中华民族的繁荣昌盛,也与每一个家庭的幸福息息相关,提高产前超声诊断水平,减少出生缺陷,是当前产科超声领域关注的热点问题,同时也是卫生部门及全社会高度重视的问题。

　　胎儿超声心动图检查是产前筛查中一项不可缺少的重要检查,技术难度高,是对产科超声、小儿超声心动图和腹部超声技术的融合。国内各家医院超声组织结构存在专业划分过细等问题,产前胎儿超声心动图的开展一直是个瓶颈,致使胎儿心脏畸形检出率低。本书力求为从事产科超声、小儿超声心动图及腹部超声诊断医师搭建一个超声诊断技术的桥梁,重点介绍胎儿超声心动图检查基础,从判断胎儿在宫内的位置到判断胎体左右方位,最后确定胎心在胸腔的位置作为切入点,引入节段分析法对胎儿内脏 - 心房位置、房室连接以及心脏位置异常进行了翔实的描述,为进一步学习胎儿超声心动图打下基础。该书第三章介绍各类胎儿心脏畸形典型超声图特征,并以病理尸检结果为验证。

　　本书编排顺序从产科超声、腹部超声到胎儿正常超声心动图基本切面,结合胎儿心脏畸形所引起的血流动力学特点和声像图改变,深入浅出、循序渐进,并以大量清晰声像图和生动模式图进行对照阐述说明,使读者易于阅读。本书可作为产科、儿科、心血管、腹部超声医师的入门参考书,也可作为继续医学教育的教材。

　　本书在编写过程中承蒙南方医科大学深圳市妇幼保健院李胜利教授审阅全稿,并提出了许多宝贵意见。

　　由于参加编写人员水平有限,内容难免有疏漏和不足之处,希望读者不吝赐教,批评指正,我们将不胜感激。

于　岚

于新疆维吾尔自治区人民医院

2012 年 4 月

目　录

第一章

总　论

第一节　概　论

一、引言

先天性心脏畸形（congenital heart defects，CHD）是由于原发性胚胎发育差错所致的心脏和胸内大血管结构异常，可单纯存在，也可作为复杂畸形的一部分。先天性心脏病是最常见的出生缺陷之一，在活产儿中发病率为 0.7%～0.8%，在新生儿死亡原因中占首位，在儿童死亡原因中占第二位。与先天性畸形有关的婴幼儿死亡病例中，婴儿期 20%～35%、儿童期 50% 与先天性心脏病有关。在死产的尸检中，先心病占 7.69%，较活产的发病率高 10 倍；小儿时期死于先天畸形者中，心血管畸形占一半以上。

我国每年出生先心病患儿约 15 万～16 万例，严重危害儿童的健康与生命。先天性心脏病不仅严重影响患儿生存质量，也给家庭带来了沉重的精神压力和经济负担。其中 50% 是相对不严重的缺陷，可通过简单的治疗治愈，但 15% 因产前未及时发现严重心脏畸形在围产期死亡，25% 在儿童期死亡。由此可见，先天性心脏病的早期宫内诊断十分必要。在胎儿时期正确地诊断和监护先天性心脏病，对于降低新生儿死亡率有积极作用，对于提高和促进我国的优生优育水平，及时合理地治疗干预先天性心脏病都有极为重要的意义。临床对于胎儿先天性心脏畸形的产前诊断越来越重视，但是很多心脏畸形病人在其生命过程中却没有被发现，正确的检查和理解胎儿心脏可以在产前即发现先天性心脏病。目前，对胎儿先天性心脏畸形的产前筛查主要集中在妊娠中期应用胎儿超声心动图检查来进行，诊断率约为 40%。随着产前超声检查设备和技术的不断进步，胎儿先天性心脏病的发病率呈上升趋势。

二、超声在产科领域的应用

产科超声是超声诊断中应用较广，研究较深的领域。超声检查可清晰显示胎儿外形和内脏结构，对胎儿畸形的检出率很高。由于其具有安全无损、检查费用低廉、操作简便等长处，已成为当今产科首选的、可信的、必不可少的一种诊断方法。产前超声检查是产前诊断技术的重要组成部分，它提供了胎儿在产前各种不同时期的形态和结构声像图表现，是防止缺陷胎儿出生，评价健康胎儿的重要依据。目前超声仪器突飞猛进地发展，超声图像的空间分辨率和对比分辨率明显改善，三维和四维超声的发展，探头的改进和数字化接收技术、谐波成像技术等的应用大大改善了超声图像质量，使得胎儿畸形的发现时间大大提前，大多数畸形在早期妊娠、中期妊娠的前段（10～16周）已经能够被诊断出。因此，产科超声对降低胎儿出生缺陷、提高围生期质量起到不可估量的积极作用。同样，临床上对正常胎儿解剖、疾病的病理解剖和病理生理学认识也明显提高。但是需要特别强调的是，解剖畸形才有可能被超声检查所分辨与诊断，超声检查难以诊断无明显形态改变的畸形或功能方面的异常。

三、超声在胎儿心脏畸形的应用

（一）胎儿先天性心脏病超声发展

Edler 及 Hertz 于 1953 年首先应用超声技术检查心脏，在过去的半个多世纪中，超声医学科学进展非常迅速。随着声学理论研究的深入，仪器的性能和检查方法的改进以及临床应用经验的积累，超声心动图已成为能从解剖结构、生理功能及血流动力学特征等方面检查心脏的新型诊断工具。目前常用的超声心动图仪有二维、M 型、频谱多普勒和彩色多普勒显像技术，尤其是高分辨率解剖图像和现代多普勒技术的发展，促使超声心动图对胎龄 16 周以上的胎儿心脏畸形检查已成为可能。随着心血管外科技术的发展，胎儿心血管病的治疗也进入了临床，而超声则是诊断胎儿心血管病的最重要的技术手段。介入性超声的诊断和治疗为超声医学在先天性心脏病的应用开辟了新的领域，有些先天性心脏病的手术前诊断已由综合无创的超声心动图检查取代有创的心导管及造影检查。此外，胎儿心血管的解剖及心功能的研究，也揭示了成人心血管解剖及心功能的发生、发展和胎儿心血管的渊源。

（二）胎儿超声心动图检查技术

胎儿超声心动图是建立在心血管结构的解剖及血流动力学的基础之上。胎儿心脏检查需要高分辨率的超声仪器，要依据孕周大小、母体体形及羊水量多少选择探头的频率。15～30 孕周时检查通常选用 5～7.5MHz 的探头，中孕后期及晚孕检查需要 3MHz 的探头。根据胎儿的透声条件，尽可能地选用高频探头，以取得较高的分辨率，并且应用彩色多普勒、能量多普勒、脉冲多普勒、连续多普勒及 M 型超声等显像技术。胎儿心脏筛查的主要内容是实时灰阶超声显示心脏及大血管结构，多普勒探测血流动力学特征。其中，彩色多普勒对于异常血流的显示十分敏感,能量多普勒使血管解剖结构的辨认和评估更容易,脉冲多普勒用于血流动力学改变的定位检查,而连续多普勒则多用于探测高速的血流。近年来在获得全部容积数据的同时,也可以显示实时三维超声及四维超声。三维及四维超声图像具立体感,能提高病变定位及对其邻周关系的了解能力,对胎儿颜面部等体表及肢体畸形的显示尤有帮助,并被证实对检查胎儿心脏也很有帮助(图 1-1)。重建的图像可得出一系列多平面的三维及四维图像,评估各个深度的心脏内结构,并重建心脏各腔室和大血管的血液流动模式。这一新技术的应用不但可以帮助医生辨认正常及复杂的心脏结构,而且使经验较少的超声医生也能较容易地获得常规检查切面,也易为畸形儿的父母所理解和接纳。

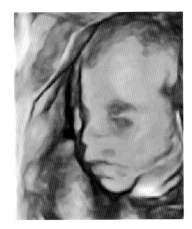

图 1-1　胎儿四维面部成像

(三)胎儿心脏超声检查时间

传统观念认为心脏在妊娠的第 8～10 周基本发育完成,孕妇进行常规胎儿心脏检查最理想的时间应在一个时间段内取最佳点:既要尽可能的早,以便进一步检查,如染色体检查和其他诊断检查;也要足够的晚,不会遗漏以后可能发生的畸形。胎儿心脏在孕 9 周时就可以通过阴道超声进行检查,而经腹超声要在 11 周后,孕 22～24 周时容易获得最满意的图像。在某些特殊需要如具有先天性畸形的高危因素等情况下可提前至 14 周进行,通过阴道或经腹超声心动图可以辨别出大多数胎儿的正常和异常心脏表现,以排除比较严重的畸形。但是,早期的心脏检查技术要求很高,准确率也低于中孕期,因为有些心脏畸形在早期表现还不明显以致有些心脏畸形早期未检出而在后来的检查中被发现。然而妊娠后期由于胎儿较大、羊水减少、透声窗差,会给检查带来困难。所以,胎儿心脏检查通常在 18～22 孕周进行,最晚不要大于 24 周。需要注意的是,由于胎儿期血液循环与出生后不同,一些出生后表现异常出现在胎儿期却是正常的,如动脉导管未闭、卵圆孔未闭等。还有一些畸形结构较小,受胎儿宫内条件及现有超声仪器条件的限制,无法得到标准而难以诊断,如小型的室间隔缺损漏诊率达 1/3～2/3。

四、胎儿心脏检查的重要性

胎儿心脏是产前检查不可或缺的一部分,有以下原因:第一,先天性心脏病是一种关键的先天性畸形。其发病率为每 1000 活胎中有 6 个中度到重度的先天性心脏病(CHD)患儿。如果包括轻微的畸形,如二叶式主动脉瓣和小的室间隔肌部缺损,其发病率上升为每1000活胎中有75个CHD患儿。出生前CHD的发病率则更高,而且常是复杂的畸形。第二,CHD常常伴有其他心脏以外畸形和染色体畸形。8%～42%的CHD患儿伴有心脏外畸形。在出生前的CHD患儿中有高达15%～50%伴有染色体畸形,在成活的CHD胎儿中5%～13%有染色体畸形,而染色体畸形的患儿中大约50%伴有心脏畸形。在CHD胎儿中,患有非染色体性综合征和联合征的占1%～5%。所以,患儿患有先天性心脏病是对其进一步进行染色体检查,以及应用超声对其他脏器详细检查的一个重要标志。第三,CHD常常伴有婴儿期和儿童期较高的死亡率。大约1/4的婴儿死于先天性畸形,其中1/3是CHD。CHD是婴儿期和儿童期最主要的死因,不仅因为其畸形多数很复杂,而且它的高发病率也是重要原因。产前若能及时检查出严重CHD的胎儿,则能使其出生后尽早手术,并减少重症监护的时间,还可以预防严重的血流动力学改变的发生。一些心脏畸形如完全性大动脉转位,需要在晚孕监护病房分娩,以便进行产后紧急处理。

五、小结

胎儿畸形对于父母来说是巨大的痛苦,每位家长都想通过综合分析产科医师、影像科医师、儿科医师的建议来全面了解胎儿的病情。胎儿产前超声诊断革命性的发展对于推动胎儿医学及宫内治疗作用重大,胎儿心脏超声检查对产前畸形筛查具有重要意义。超声检查工作意义重大,任重而道远。根据胎儿心脏病理学及检查目的之不同,本书共分为四个部分:第一部分,总论;第二部分,产前胎儿超声心动图检查基础;第三部分,胎儿心脏畸形;第四部分,附录。本书内容丰富、实用性强,希望能够帮助医师更好地作出诊断,并对诊断做出简明准确的描述。

第二节 产前超声检查的安全性

近几十年来超声医学诊断迅速普及,而且就诊人数与年俱增,特别是在产科应用中尤其如此。因此,临床应用的安全性问题日益受到人们的重视。超声诊断的安全性问题,归根到底主要是指产科超声的诊断安全性。因为早孕胚胎十分娇嫩,对外界刺激的反应异常敏感,一旦产生效应将可能会影响到新生命的整体。

一、超声检查的阈值安全剂量

超声波是一种非电离辐射,因此,长期以来人们普遍认为超声诊断技术是非侵入性的，即对接受超声诊断的患者来说是安全无害的，并视此为超声诊断技术的一大优点。这种看法大体上是不错的，但并不严格。超声波在生物组织的传播过程中必然使介质分子微粒发生高频机械振荡，这就是超声的能量传递和超声的功率作用。超声波作为一种物理能量形式，在临床应用上必然存在着一种阈值安全剂量问题。所谓阈值安全剂量，即临床应用的超声剂量小于这个值时是安全无害的；而大于该值时则可能对患者产生有害的效应或损伤。由于超声诊断大量用于产科，胚胎细胞和胎儿的发育最易受到影响，而这种影响一旦产生，其后果又会直接危及人类下一代，因此许多关于超声诊断安全的研究和讨论都是围绕对胎儿影响进行的。但是至今乃至今后一段时间内，超声诊断的阈值安全剂量问题都难以在科学基础上得到国际上一致的确认。

二、超声检查的生物学效应

(一)超声声场

1. 探头频率 临床上应用的超声频率范围多在 2～20MHz，频率的高低对生物组织所产生的效应不同。检查深度深，宜选用较低频率的探头，探头频率越低，越易产生超声空化效应；检查深度浅，宜选用较高频率的探头，探头频率越高，在组织中传播越易衰减，对组织产生的热效应越大。

2. 超声能量的物理参数

声功率(acoustic)：单位时间内从超声探头发出的声功，单位 W(瓦)或 mW(毫瓦)。

声强(intensity)：单位面积上的声功率(W/cm² 或 mW/cm²)。

空间峰值时间平均声强(ISPTA)(mW/cm²)、空间峰值脉冲平均声强(ISPPA)(W/cm²)、时间峰值(TP)和时间平均声强(TA)用于描述声场中的声强在空间和时间上分布不均匀。

超声辐射剂量：指超声强度与辐射时间的乘积。

美国 FDA 对人体不同部位超声照射强度的规定见表 1-1。

表 1-1　人体不同部位超声照射强度的规定(美国 FDA)

部位	ISPPA (W/cm²)	ISPTA (mW/cm²)	IM[※] (W/cm²)
心脏	190	430	310
脉管	190	720	310
眼部	28	17	50
胎儿	190	94	310

※IM，代表最大声强

（二）超声的热损和空化效应

尽管大量研究指出超声诊断剂量对母亲和胎儿是安全的，但部分研究结果提示诊断剂量超声对快速生长的胎儿可能有一定的不良影响。超声对胎儿产生不良作用的原理普遍认为与热损和空化效应有关。

1. 热效应（thermal effects） 超声波在人体传播中，由于组织的黏附吸收效应可使部分超声能量转换为热能，从而引起局部温度的升高，主要产生热效应。温度指数（thermal index，TI）是指超声实际照射到某声学界产生的温升与使界面温升 1℃的比值，TI 在 1.0 以下无致伤性，胎儿应调节至 0.4 以下。机械指数（mechanical index，MI）指超声在弛张期的负压峰值（MPa）与探头中心频率（MHz）的平方根的比值。通常认为 MI 值在 1.0 以下无致伤性，但对胎儿应采用低机械指数，即将 MI 调节至 0.3 以下。

研究发现，对人体不造成不可逆损伤的温度升高阈值为 1.5～2℃。超声引起组织温度升高值小于 1℃，然而，早期妊娠时应用多普勒超声，组织中温度升高可能会超过 1 5℃。欧洲医学和生物学联合会指出，"除非有可靠的科学数据证明，否则彩色脉冲多普勒应用时要严格控制输出功率"。尽管多普勒超声对胚胎具有潜在的危险性，但没有证据说明多普勒超声具有致畸性。正如近期的报道中所提到的"大量的研究数据显示超声照射对胚胎没有影响，严格控制多普勒输出功率后，理论上多普勒超声对胚胎没有不良作用"。Zhu 等利用诊断剂量彩色多普勒超声照射妊娠鼠，研究发现新生鼠细胞周期中脱氧核糖核酸含量在不同超声频率和不同照射时间没有明显变化。研究表明超声照射 30 秒可以引起骨组织周围软组织和神经纤维温度明显升高，但诊断用超声因声强低一般不会造成明显的温度升高。

2. 空化效应（cavitation） 空化是指气泡在声场中的各种动力学行为。超声波在生物体内传播，使生物体内液体中的微小气泡出现共振，严重者出现气泡的突然崩溃，这就是空化的物理过程。空化的危害与气泡液体界面的张力有关，界面的张力可以造成细胞膜的破坏。空化效应需要液体和气体界面，哺乳动物的胚胎组织中往往缺乏液体气体界面，因此空化效应在哺乳动物胚胎中极少发生。

三、医学超声应用的安全性

（一）临床应用的调查研究

1970 年 Ziskin 曾就诊断超声的安全性问题提出 1 份国际普查报告，这份报告通过 68 份调查材料的总结一致确认超声安全性没引起任何副作用。1980 年加拿大环境卫生理事会（EHD）进行过一次有关超声诊断安全性的全国性调查表明在对 461 000 个接受过超声诊断的患者调查中未发现有明显副作用的例子。

（二）超声辐射对胎儿影响

1970 年 Hellman 等人随访了 1114 名接受过超声检查的正常孕妇，新生儿的先天性畸变率为 2.7%，而另外一组未经过超声检查的妇女的新生儿先天性畸变率为 4.8%，Hellman 等人由此则认为超声检查的次数和第一次检查的时间看来对胎儿畸变和流产的发生都不会带来副作用。1969 年 Bernstein 对经超声检查的 720 名胎儿的随访未发现任何由超声辐射引起的产科并发症。

（三）超声与新生儿出生体重关系

许多学者利用动物实验研究产前超声检查对新生儿和婴儿的影响，部分结果提示：与未接受超声照射组比较，超声照射组出现体重降低、身高矮和血细胞数量减少，但出生 3 个月后两组间差别消失，另外超声照射组血液指标同时也恢复正常，且两组间在运动神经和感觉神经系统发育以及技能学习方面均没有明显差异。人类胎儿和新生儿研究结论相同，出生体重超声照射和未照射之间没有差异，即使有差异在 6～7 岁之前两组间差别消失。

（四）超声照射与先天性畸形关系

目前有关超声照射与先天性畸形关系证据非常少，少数关于染色体畸变和超声照射关系的研究结论表明没有关系。染色体畸变指在自然或人工诱变条件下，染色体的某一片段发生改变，或个别或全套染色体的数目发生的变化。大量研究结果表明诊断剂量超声是安全的，对染色体畸变没有诱变作用。目前没有任何机构和孕妇报告发现诊断剂量超声强度造成生物学效应从而发生胎儿先天性畸形的报告。

四、超声诊断剂量参考标准

（一）制定超声剂量对组织不良作用的现况

1. 实验研究超声照射剂量和时间往往显著大于实际超声检查情况。

2. 用于研究超声生物学效应的条件（组织培养、细胞培养、实验动物）不适用于人体。

3. 许多体外试验证明的超声副作用不能重复。

（二）胚胎存活超声检查时间

10 年前，超声工作者制订了超声检查胚胎存活的检查时间标准，认为超声连续观察时间 3 分钟以内，对胚胎和胚胎心脏的影响可以忽略不计，此标准已经成为目前超声检查时间的"金标准"。而大多数超声检查者超声检查时间在 1 分钟左右，且超声检查时探头不停地移动。最近关于诊断剂量超声对大鼠神经细胞迁移的研究引起广泛关注。研究采用商业用超声仪器，超声探头频率照射时间 30 分钟，结果显示超声对大鼠神经细胞迁移没有影响。胚胎晚期和胎儿早期时超声对大脑的照射时间应该小于 5～10 分钟，而研究固定照射时间为 30

分钟,和临床工作差别太大。另外,人类胚胎脑发育和神经细胞迁移持续时间是大鼠的 18 倍,两者相差甚大。因此,单位体积内人体胚胎脑组织接受到的超声能量要明显小于大鼠,超声对大脑皮质的形成和发育往往影响非常小。

(三)超声诊断安全剂量标准

1970 年后,根据有关超声效应的大量定量研究结果,一些科学家和学术团体先后提出了关于超声诊断安全剂量的规范或参考标准。竹村晃等人认为,安全的诊断超声强度应控制在 $10mW/cm^2$ 以下。1978 年美国医学超声和生物学联合会(AIUM)声明,对于低频超声波,只要非聚焦超声强度小于 $1W/cm^2$,或聚焦超声强度小于 $1W/cm^2$,或声强与辐射时间之积小于 $50J/cm^2$,对活体哺乳动物组织超声不会产生明显的生物效应。声明指出诊断剂量超声是安全的,目前没有任何机构和孕妇报告发现诊断剂量超声强度造成生物学效应的报告,同时也指出虽然目前没有发现超声可能的生物学效应,将来有可能会发现,但现在超声检查获得诊断信息的有益性远远大于危害。1985 年 AIUM 又指出,如果负声压峰值 >2MPa 或在人体内引起的温升 $T \geqslant 1.2℃$,即会对人体产生有害效应。Kremkau 报道超声的危害小到可以忽略不计,临床上严格执行常规测量和规范,可以最大程度上享受超声检查的利益,同时将危害降低到最小。

五、超声诊断应用原则

通常情况下诊断剂量的超声检查对胎儿是安全的,妊娠期胎儿超声检查应该严格掌握适应证,达到基本要求(as low as reasonably achievable, ALARA)是超声检查的原则,即用最小的超声照射时间和剂量获得必需的图像诊断信息。

鉴于超声在产科临床应用的范围与作用日益重要,但其安全阈值剂量问题尚未得到科学上的严格证明,而且短时间内还难以解决,美国 FDA 指出,任何以发展、出售和租赁超声设备进行胎儿纪念性照相和录像为目的的行为均未经过批准,没有医学需求应用超声设备进行上述目的的检查是违法和违反国家规定的。

有学者认为在临床上应采取积极慎重的方针:在确有诊断需要的情况下,应积极使用超声影像等诊断技术;在进行超声诊断过程中,必须坚持最小剂量原则,即在保证获取必要的诊断资料前提下尽可能采用最小的辐照强度和最短的辐照时间;一切与诊断无关的胎儿显像应一律予以拒绝,其中包括商业的、教学的以及为满足父母好奇心和了解胎儿性别等;对早孕胚胎最好不做或少做超声检查,对 3 个月以上的胎儿脑、眼、髓、心脏及生殖器官做定点超声检查时,应严格控制在 3~5 分钟之内;超声检查人员掌握专业知识和了解超声安全性非常重要,从事超声诊断临床医务人员应学习、了解与掌握有关超声生物效应及超声剂量学的基础知识,应准确了解及熟练操作仪器上一切有关超声输出的旋钮。

第三节 胎儿心脏畸形的可能病因及高危因素

一、胎儿心脏畸形的可能病因

胎儿心脏畸形常常为多种诱因引起，而且可能是多基因和环境因素综合作用的结果。Nora经过多年研究提出先心病的病因如下：原发性遗传因素占8%，染色体畸变占5%，单基因突变占3%，原发性环境因素占2%，其他占1%，遗传-环境因素相互作用（多因子遗传）占90%。各种先天性心脏病的遗传度为50%～95%，半数以上在60%以上。引起心血管畸形的主要原发性环境因素有：风疹病毒（占1/2）、药物（沙利度胺、激素、抗惊厥药、苯丙胺）、酒精等。若家族有易患性素质，环境触发物作用于心脏发育的易损期，即可能发生先天性心脏病。

二、先天性心脏病的高危因素

（一）胎儿因素

染色体异常、心外畸形、脐膨出、食道闭锁、十二指肠闭锁、膈疝、VACTERL联合征、颈项透明层增厚、颈背部皮肤增厚、非免疫性水肿、羊水过多、羊水过少、胎儿心脏节律失常。

染色体异常与胎儿先天性心脏病的关系见表1-2。

表1-2 染色体异常与胎儿先天性心脏病之间的关系

染色体异常	先心病发生率（%）	心脏疾病
常染色体三倍体13	85	室间隔缺损、动脉导管未闭、房间隔缺损
常染色体三倍体18	99	室间隔缺损、动脉导管未闭、房间隔缺损
常染色体三倍体21	52	室间隔缺损、心内膜垫缺损、房间隔缺损
染色体缺陷4p-（第四染色体短臂缺陷）	40	室间隔缺损、动脉导管未闭、房间隔缺损
染色体缺陷5p-（第五染色体短臂缺陷）	50	室间隔缺损
染色体缺陷13q-（第十三染色体短臂缺陷）	50	室间隔缺损
染色体缺陷18q-（第十八染色体短臂缺陷）	44	单心房、主动脉狭窄、肺动脉狭窄
性染色体XXY（克莱恩费尔特综合征）	15	房间隔缺损、动脉导管未闭
性染色体缺陷XXXYY	15	房间隔缺损、动脉导管未闭

引自田志云、詹姆斯·休塔《胎儿超声心动图手册》

（二）母亲因素

先天性心脏病、糖尿病、胶原血管病、抗 -Ro/La 抗体阳性、苯丙酮尿症、有服药物史、致畸原接触史或感染、酒精、抗惊厥药、锂、维甲酸、风疹病毒、巨细胞病毒，柯萨奇病毒、细小病毒 B19。

母体因素与胎儿先天性心脏病见表 1-3。

表 1-3　母体因素与胎儿先天性心脏病

母体因素	先心病发生率（%）	常见损害
酒精中毒	25～30	室间隔缺损、动脉导管未闭、房间隔缺损
药物		
苯丙胺	5～10	室间隔缺损、动脉导管未闭、大动脉转位
大仑丁	2～3	肺动脉狭窄、主动脉狭窄、主动脉缩窄、动脉导管未闭
三甲双酮	15～30	大动脉转位、法洛四联症、左心发育不全
氯化锂	10	三尖瓣下移、三尖瓣闭锁、房间隔缺损
酞胺哌啶酮	5～10	法洛四联症、室或房间隔缺损、动脉共干
风疹	35	肺动脉分支狭窄、肺动脉狭窄、动脉导管未闭、房或室间隔缺损
糖尿病	3～5	大动脉转位、室间隔缺损、主动脉缩窄
	30～50	心肌肥厚
红斑狼疮	25～30	心脏传导阻滞
丙酮尿症	25～30	法洛四联症、室或房间隔缺损

引自田志云、詹姆斯·休塔《胎儿超声心动图手册》

（三）遗传因素

先天性心脏病家族史、兄妹患有先心病、父母患有先心病、家族有合并先心病的综合征病史、结节性硬化症、Noonan 综合征、Holt-Oram 综合征、染色体 22q 缺失。

第 二 章
产前胎儿超声心动图检查基础

第一节　胎儿心脏胚胎学及血液循环的特点

一、胎儿心脏的胚胎学特点

心血管系统是胎儿首先发育成熟的系统，也是胎儿最早发挥生理功能的系统，而且其功能是不依靠母体能独立运作的器官。胎儿心血管不但要满足胎儿生理和生长的泵血需要，还要准备在出生时立即改变由脐-胎盘循环而成肺循环要求的永久性管路，在这样复杂的组建中，任一环节出现问题就会发生畸形。

（一）原始心管的形成

胎儿心脏于胚胎第 2 周开始发育，第 8 周基本形成。在第 2 周末胚胎仅1.5mm 长时，原始的心管已经出现。先由前肠左右的间叶组织形成两根平行管道，然后在原始咽部的腹面正中线两者合二为一，融合顺序为由心球心室部渐渐到心房和静脉窦，从而形成原始的心管。其外表有收缩环将其分为由后向前的心房、心室和心球三部分，后来心房后端又出现一个膨大即静脉窦。以后心管进行环转向右袢化，使心球一段转向原始心室的右前部，同时静脉窦向前移动，渐渐地原来分别位于心管前后两端的动脉总干和静脉窦都汇聚到心脏的前端（图 2-1）。血液的回心和射出并列在一端，四组瓣膜的环架也连在一起组成心脏的纤维支架，即中心纤维体。

（二）心脏间隔的发育

1. 心房的分隔　心房的左右之分始于第 4 周末，在心房腔内上背部先长出一镰状隔，称为第一隔，即原发隔。其下的镰状缘向心内膜垫生长时暂时不长合，留一孔洞称原发孔。当原发孔与心内膜垫相连长合最后关闭以前，第一隔上背部出现多个小孔，这些小孔逐渐融合成为一大孔，即继发孔。在第 5、6 周时于第一间隔的右边心房壁折叠长出第二隔，即继发隔，向下腔静脉开口延伸，其下边的镰状缘组成卵圆孔的上缘，此孔与第一隔的继发孔呈上下交错。心脏

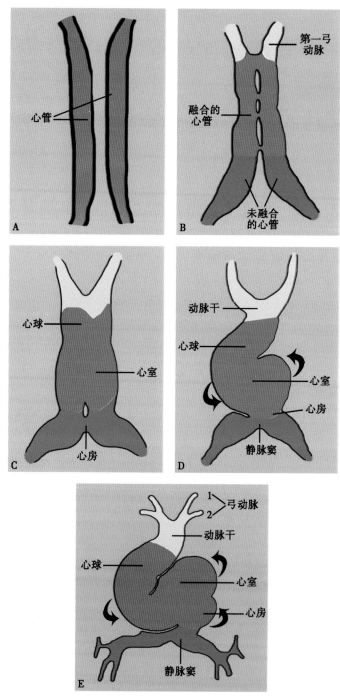

图 2-1　原始心管的形成

注：A、B、C、D、E、F、G 图为原始心管形成过程

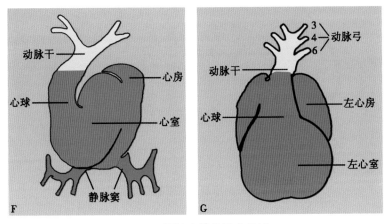

图 2-1　原始心管的形成（续）

继续成长时第一隔与第二隔渐渐贴近，原发隔将卵圆孔遮盖，而继发隔将继发孔覆盖。因此原发隔相当于卵圆孔的瓣膜，即卵圆孔瓣（图 2-2）。胎儿心脏右房的压力超过左房，下腔的开口对准卵圆孔，借其缘口的导流作用使脐静脉而来的下腔血大多通过卵圆孔而入左房。左房的压力增高时帘膜可将卵圆孔覆

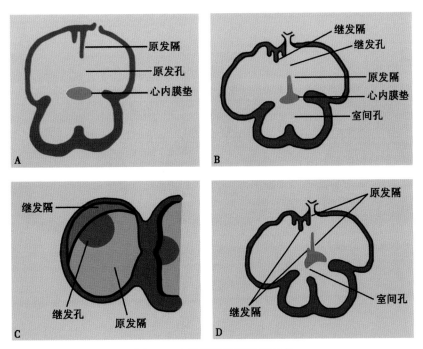

图 2-2　心脏原始房间隔的形成

注：A、B、C、D、E、F 图为原始房间隔形成过程

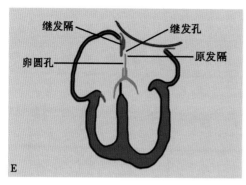
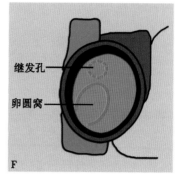

图 2-2　心脏原始房间隔的形成（续）

盖，血流受其阻挡不能流入右房，这样卵圆孔的覆盖帘膜起了血流只能由右向左单向交通的活瓣样作用。

2. **心室的分隔**　第 4 周末，肌隔由原始心室底壁向上成长，部分地将左右心室分开，所留未分隔部分为室间孔。室间隔的膜部由肌性室间隔凹缘的结缔组织、心内膜垫结缔组织的增生以及动脉球嵴的延伸共同形成，将室间孔封闭。室间隔的肌部则由心室壁心尖处发生一半月形的肌性隔膜，并向心内膜垫方向延伸而成。至第 7 周，室间隔完全形成，心室被分隔成左、右心室（图 2-3）。

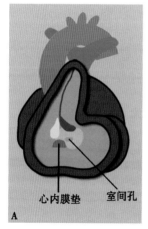
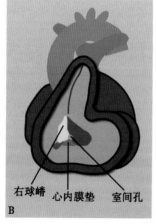
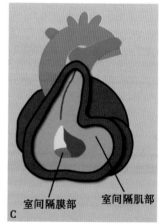

图 2-3　心脏原始室间隔的形成
注：A、B、C 图为原始室间隔形成过程

3. **房室管的分隔**　在第 4 周时心房和心室是同腔的，房和室的最早划分是在房室交界的背面和腹面各长出一心内膜垫，第 6 周两垫相连，将房室管分为左、右房室管（图 2-4），使房室腔的血流有左右之分，在两个管口处皱褶形成左、右房室瓣。

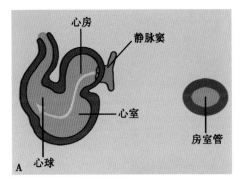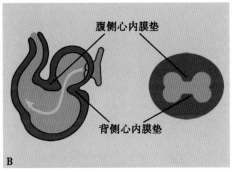

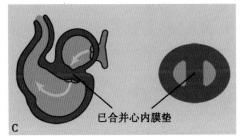

图 2-4　心脏原始房室管的形成

注：A、B、C 图为原始房室管形成过程

4．房室瓣的形成　过去人们认为房室瓣的发生由心内膜垫组建，Van Mierop 等则认为心内膜垫仅组成瓣叶的尖部，心室肌的内表消退后形成房室瓣的瓣叶、腱索及乳头肌，并由房室沟组织向内陷入组成瓣叶。所以二尖瓣总是和左室相连，三尖瓣总是和右室相连，这有利于左右室的辨认。

（三）半月瓣的形成

原始心室流出由总干出去在其背腹两面长出嵴凸，使出口分为左右两路，嵴凸组建左右各口的邻近二瓣叶（图 2-5）。在总干的两边长出凸起构成各口的第三瓣叶。

（四）动脉球的分隔

主动脉和肺动脉由动脉总干分隔而成。第 4 周末，先在总干的内面长出对峙的两条动脉球纵嵴，由总干分支处呈螺旋形向心室方向成长，最后两条纵嵴在中线融合成主、肺动脉隔，将总干分为主动脉和肺动脉。由于两条纵嵴互相盘旋，形成交叉，故肺动脉在起始部位于主动脉的右侧，继而绕到主动脉的腹侧，最后由主动脉的左侧绕到主动脉的背侧（图 2-6、图 2-7）。

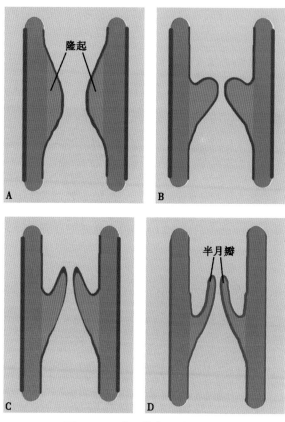

图 2-5　心脏原始半月瓣的形成

注：A、B、C、D 图为原始半月瓣形成过程

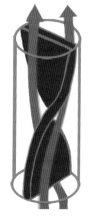

图 2-6　动脉干旋转

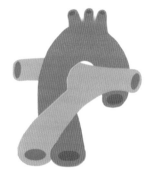

图 2-7　主动脉、肺动脉形成

（五）静脉窦的形成

静脉窦的左右角各与同侧的卵黄静脉、脐静脉、总主静脉相连。右卵黄静脉头段开口于下腔静脉，汇入静脉窦右角尾段即门静脉。右脐静脉退化消失。右前主静脉和右总主静脉汇入上腔静脉。大量血液流入静脉窦的右角，右角逐渐变大吸收入右心房，上、下腔静脉直接通连右心房。左卵黄静脉头段消失，左脐静脉与静脉窦的左角至肝消失。左后主静脉头段消失，尾段即髂总静脉。左前主静脉近心段消失，其吻合支为左头臂静脉流入右前主静脉（图2-8）。左侧静脉窦角回心血液减少，逐渐萎缩变小，近段成为冠状窦。原始左心房后壁向外突出一个盲管，称为肺静脉期共干。肺芽内小肺静脉汇集成4个静脉干和左心房发出的肺静脉共干连接并沟通，肺静脉共干不断发育扩张，与原始心房融合一体。

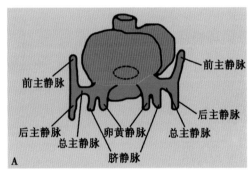

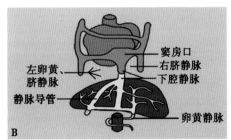
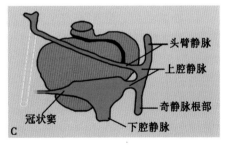

图 2-8　静脉窦的形成

注：A、B、C 图为静脉窦形成过程

（六）动脉弓的形成

胎儿的背主动脉和腹主动脉之间曾先后发生六对动脉弓（图2-9）：第一、二对弓动脉发生不久即退化；第三对成为内、外颈动脉的连接段；第四对弓动脉左侧成为左颈总动脉与锁骨下动脉的连接段，右侧则成为右锁骨下动脉的近段；第五对为向前体循环和向后肺循环的分野段，在尚未发育成熟时即告凋落；第六对的近段成为左右肺动脉，其远段左侧成为动脉导管，而右侧则退化。

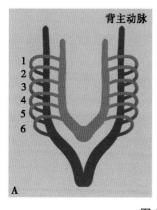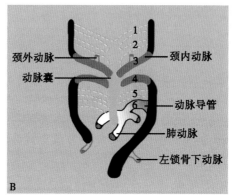

图 2-9　动脉弓的形成
注：A、B 图为动脉弓形成过程

二、胎儿血液循环特点

胎儿的营养供给及代谢产物的排出均通过胎盘、母体来完成。胎盘胎儿部分的血循环是指绒毛内的循环。绒毛间隙内母血的营养成分由绒毛上皮渗透进入绒毛中轴的毛细血管网，再由小静脉汇合入脐静脉进入胎儿体内。同时，胎儿体内的代谢产物沿脐动脉进入绒毛膜小动脉，最后入绒毛的毛细血管网，经绒毛上皮向绒毛间隙渗透而排出。

（一）胎儿心脏解剖特点

1. 心脏结构　胚胎发育至第 8 周，心房和心室间隔完全长成，胎儿心脏结构与成人心脏已无本质区别，分为左、右心房，左、右心室，房、室间隔，主动脉和肺动脉，二尖瓣与三尖瓣，上、下腔静脉和肺静脉。它们的连接关系是肺静脉连于左心房，左心房经二尖瓣与左心室相连，左心室再与主动脉连接；上、下腔静脉连于右心房，右心房经三尖瓣与右心室相连，右心室与肺动脉相续。心尖主要由左心室组成，右心室心尖部有明显的调节束。三尖瓣隔瓣附着点较二尖瓣附着点更靠近心尖，但间距＜0.8cm。

2. 胎儿心脏在胸腔的位置　胎儿心脏呈横位，位于胸腔偏左侧，膈肌的上方，左、右肺之间，心尖指向左前方，胎儿心脏长轴与胸腔前后轴线成 25°～65° 角。

3. 胎儿的血管通道

（1）脐动脉：共两条，含混合性血，胎儿代谢产物经脐动脉送到胎盘，与母体循环进行物质交换，经母体排出。

（2）脐静脉：实际上是左脐静脉，右脐静脉在第 6～7 孕周时退化。脐静脉来自脐带，由胎儿前腹壁上升，进入肝脏后与左门脉汇合，含动脉性血。来自母体的营养物质经脐静脉输送给胎儿,供给胎儿营养。此外,脐静脉尚有一部分血液直接经静脉导管流入下腔静脉。

(3)动脉导管:位于肺动脉与主动脉弓之间。由于胎肺未充气,肺循环阻力较高,肺动脉的血液通过动脉导管导入降主动脉,参与体循环。

(4)静脉导管:起自左门脉横部或其偏右,无分支,其口径较左门脉脐部小,在左门脉脐部头侧向后行走,汇入肝静脉或下腔静脉。

(5)卵圆孔及卵圆孔瓣:位于房间隔,卵圆孔瓣向左房开放,来自下腔静脉含氧较高的血液,由右心房直接通过卵圆孔进入左心房而不允许倒流,至左心室参与体循环。

(二)胎儿血液循环途径的特点

1.胎儿血液与母体血液之间不直接交通。胎儿血液由脐动脉进入胎盘后反复分支,终末分支为毛细血管网,毛细血管网最后汇合成脐静脉,与母体进行气体和物质交换。营养物质和氧气得以进入脐血管毛细血管网供给胎儿营养,胎儿代谢产物及二氧化碳得以排出。来自胎盘含氧及营养较高的血液,一部分(约60%)由脐静脉直接进入下腔静脉,另一部分(约40%)由门静脉入肝脏后再经肝静脉汇入下腔静脉。因此,胎儿下腔静脉血流主要来自胎盘、下部躯干、下肢静脉及腹腔脏器的混合回流,构成胎儿全部静脉回流的65%～70%(图2-10)。

2.卵圆孔正对着下腔静脉入右心房开口处,因此下腔静脉中的混合血大部分通过卵圆孔进入左心房,而由上腔静脉来的血液仅少部分(1%～3%)经卵圆孔流入左心房,从肺静脉回流的血液(约7%～8%)进入左心房后,三者混合经

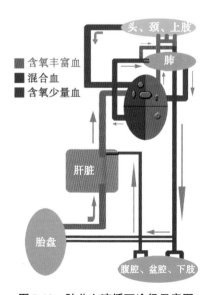

图2-10　胎儿血液循环途径示意图

二尖瓣进入左心室，并由左心室射入到主动脉，大部分优先分布到冠状动脉、颅内动脉、头颈部及上肢动脉，主要供应胎儿头部、上部躯干和上肢。

3. 约 97%～99% 含氧低的上腔静脉血混合后经三尖瓣由右心房进入右心室，由右心室射入主肺动脉。动脉导管的开放将肺动脉氧合程度较低的血大多数导流入降主动脉，通过脐动脉入胎盘进行氧合。由于胎儿肺循环阻力高于体循环，所以在动脉导管始终保持肺动脉向主动脉的流向。由右室射出的血液约 90% 以上经动脉导管汇入降主动脉，参与体循环，仅不到 10% 的血液进入肺。降主动脉血则供应下部躯干、腹腔脏器、下肢和胎盘。降主动脉内大部分血液经左、右髂外动脉进入一对脐动脉，最后到达阻力极低的胎盘，与母体进行充分的物质交换转变成含氧较高的血液，经脐静脉回流到胎儿，进入下一个循环。

由于降主动脉血氧含量（氧分压 2.40～2.53kPa）明显低于升主动脉（氧分压 3.07～3.33kPa），因此，腹腔脏器、下部躯干、下肢和胎盘的灌注血液的氧含量明显低于头部、上部躯干、心脏及上肢灌注血液的氧含量。这样，含氧较高的血液由左心室射出，先供应心、脑两个重要脏器，以后再与来自动脉导管的血液共同供应全身。

4. 有一部分血液经主动脉、腹下动脉、脐动脉进入胎盘与母体交换。

综上所述，胎儿体循环的血流来自左、右心室的射血，为联合心输出量，其中左心的心输出量约占 34%～37%，右心的心输出量约占 63%～66%，胎儿的体循环和肺循环的血流量是大不相等的。胎盘的血管床非常丰富，阻力又很低，这样有利于胎儿和母体的物质交流。因而，妊娠后期胎儿的左右心室总排血量分配到胎盘最多，约占 55%，其他胎儿组织约占 35%，肺约占 10%。

（三）胎儿的血液循环两条主流

1. 来自胎盘到躯体上部氧合程度较高的称为左路，即由胎盘→脐静脉→静脉导管→下腔静脉或脐静脉→门静脉→肝循环→肝静脉→下腔静脉→右房→经卵圆孔进入左房→左室→升主动脉→冠状动脉及头臂的血管。

2. 来自上腔静脉至胎盘氧合程度较低的称为右路，即由上腔静脉→右房→右室→肺动脉→动脉导管→降主动脉→脐动脉→胎盘。

（四）胎儿血液循环中血氧饱和度

胎儿脐静脉的血氧分压为 3.7kPa（28mmHg），脐动脉的血氧分压为 2kPa（15mmHg），均要比成人低很多，但因胎儿血红蛋白的氧离曲线左移以便携带较多的氧，所以氧饱和度不是很低。脐静脉的氧饱和度约为 80%，与下腔静脉和肝静脉的血流汇合后饱和度降至 70% 左右进入右房，一部分通过卵圆孔进入左房，此为由胎心排出的含氧较高的血流。但在左房中因有一小部分来自尚无功能的肺部的含氧量较低的血液，所以左房左室的血氧饱和度降为 65%，送入躯体上部。上腔静脉的血氧饱和度约为 40%，进入右房后与下腔静脉来血有层流现象，到右室饱和度上升为 55%，此血射入肺动脉主干时大多通过动脉导管入降主动脉。另有少量氧合程度较高的血流由主动脉弓峡部而入降主动脉，所以降主动脉血氧饱和度约 60%。

第二节　胎儿超声心动图检查

一、设备条件及功能调节

（一）探头选择

1. 一般产科超声医生多采用成人腹部凸阵探头，选择探头频率范围 2～5MHz，启动胎儿心脏设置。

2. 亦可使用心脏探头，频率范围 1～5MHz，图像达到近远场分辨力一致性，同时又有一定的平衡穿透力。

3. 有条件可以配备经腹三维容积探头等。国外学者有采用经阴道腔内探头进行胎儿超声心动图检查。

（二）能量指标要求

1. 机械指数（mechanical index，MI）< 0.4。

2. 热指数（thermal index，TI）< 0.5。

3. 声能量（acoustic output）94mW/cm^2。

（三）高分辨率、高敏感度彩色血流功能

1. 强调高帧频，应用窄视野和单聚焦以满足胎儿快速的心率图像的实时性。

2. 选择低余辉，高对比分辨力调节，使胎儿心脏轮廓及心内结构凸显更清晰。

3. 放大图像和电影回放功能，一般将胎儿心脏放大至占所取图像的 1/3～1/2，有助于微小结构异常的发现。

4. 彩色多普勒血流调节，采用高敏感增强血流技术，不仅能够检出高速血流，同时能够检测出低速血流，如胎儿肺静脉血流等。但是胎儿彩色血流因受诸多因素影响，如胎方位、管腔细小、孕妇肥胖等使血流显像不理想。尽量避免在一个彩色血流框同时观察动脉或静脉血流显像，易发生彩色血流混叠现象，应对感兴趣区进行速度标尺、彩色增益及滤波适当调节。

二、胎儿心脏检查的时间

（一）胎儿心脏筛查时间

18～24 孕周，最佳时间为 22～24 孕周，此期胎儿大小及羊水适中，受骨性结构回声影响较少。

（二）追踪检查

对胎儿超声心动图检查的孕期，除了最佳孕周 22～28 周外，没有绝对严格的时限。有一些胎儿先天性心脏病如瓣膜病变需要一个动态的观察，要追踪到中、晚期妊娠。还有一些中晚期胎儿出现心律失常以及胎儿心功能改变等，都需要进行胎儿超声心动图检查。

（三）13 周 + 6 天孕周心脏检查

据文献报道有学者在早孕期（13 周 + 6 天）应用高频经腹壁或阴道探头进行胎儿心脏超声检查，主要适用于先天性心脏病高发人群，有较好的临床应用价值。

三、胎儿心脏检查基础

胎儿超声心动图是一项独特的超声检查技术，它不同于传统的婴幼儿和成人超声心动图。为了更好地掌握胎儿心脏检查基础，本章节结合产科、腹部及心脏超声知识，详细介绍不同胎方位如何识别正常胎儿心脏在胸腔的位置关系，这是进行胎儿超声心动图检查的前提。

（一）确定胎儿在宫内的位置

1. 胎儿心脏节段分析法不完全等同于小儿心脏检查，首先要确定胎方位。按照妇产科学分类胎方位为 22 种，除此以外，胎儿随意不停的活动，诸多胎方位易使操作者混淆，增加了胎儿心脏图像识别的难度。胎方位指胎儿先露部的指示点与母体骨盆的关系。这种分类对指导临床及分娩方式选择有非常重要的临床意义，但在产前胎儿超声心动图检查中，了解胎方位有助于判断胎体左右方位是其主要目的。

2. 可以采用胎产式简化胎方位分类，即胎体纵轴与母体纵轴平行为头位 / 臀位，胎体纵轴与母体纵轴垂直为横位。假设不考虑母体与胎先露位置关系，先确定胎头、胎体，作胎儿长轴切面后作横切面，以胎儿脊柱为参考点，可以显示胎儿仰卧位或俯卧位，左侧卧位或右侧卧位。

（二）判断胎体左右方位

1. 当了解了胎儿在宫内的位置后，下一步进行判断胎体左右方位。将胎儿作为一个独立的个体，利用超声入射角进入路径，如胎儿为左枕前，声束先通过胎儿左侧胎体，那么胎体左、右就确定了，可以明确胎儿心脏位于胸腔的哪一侧，左侧还是右侧。这种不管胎儿在宫内任何体位，根据超声入射角进入路径，进行胎体左右判断的方法容易掌握。

2. 有学者推荐"右手法则"判断胎体左右的方法更加直观。假设操作者的右手作为胎儿，手背代表胎儿背部，掌面代表胎儿腹侧，拇指指向胎体左侧，指尖指向胎头，此方法适用于经腹部超声检查（图 2-11～图 2-14）。国内吴瑛等也报道利用孕妇的右手进行指示的"右手法则"（图 2-15），获得胎儿左右方位。上

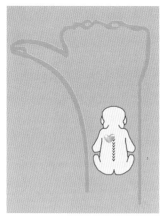

图 2-11 右手法则骶前位

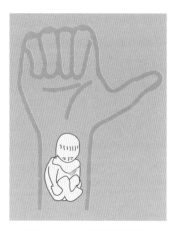

图 2-12 右手法则骶后位

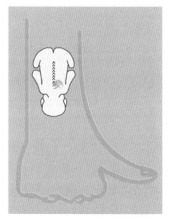

图 2-13 右手法则枕前位

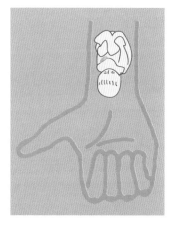

图 2-14 右手法则枕后位

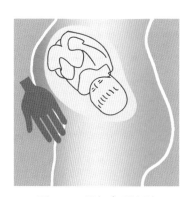

图 2-15 孕妇右手法则

述不管采取何种方法判断胎体左右方位是准确定位胎儿心脏位置的关键,也是进行产前超声心动图的首要环节。

(三)胎方位与胎儿心脏位置关系

由于不同的胎方位,声束可从胎儿腹侧、背侧、左侧肋间或右侧肋间进入胎儿胸腔,但尽可能调整探头,通过最佳透声窗,选择最理想的四腔心切面。现举例说明:

1. 以纵产式为例,例如采用腹部探头(纵切表示上下,横切表示右左),当胎儿骶后位时(图2-16),先作胎儿纵切面,荧光屏的右侧为胎儿头侧,荧光屏的左侧为胎儿足侧,沿着胎儿长轴逆时针方向旋转90°,作胎儿心脏水平胸腔横切面,超声入射角先通过胎儿腹侧进入心尖部,图像显示其心尖朝上、心底朝下,心尖指向左,图像右侧为胎儿右侧胸腔,图像左侧为胎儿左侧胸腔。当胎儿枕后位时(图2-17),与上述骶后位虽然都是心尖朝上、心底朝下,但因两者胎体卧式上下不同,故胎体左右方位互为相反。枕后位时图像右侧为胎儿左侧胸腔,图像左侧为胎儿右侧胸腔,故不同胎方位胎儿心脏在胸腔位置所表示的左右也就不同。

2. 当胎儿左枕前位时(图2-18),同样先作胎儿纵轴切面,可以从胎儿上腹部作横切面,然后探头平行滑向胸腔四腔心横切面,分别显示胎儿脊柱在母体左侧,靠近母体腹壁的(图像近区)一侧为胎儿右侧,靠近母体脊柱的(图像远区)一侧为胎儿左侧,上腹部横切面显示胎体右侧的肝脏结构,左侧的胃泡无回声,胸腔横切面,心脏在左侧胸腔,心尖指向左下。当胎儿右枕前位时(图2-19),胎儿脊柱在母体右侧,靠近母体腹壁的(图像近区)一侧为胎儿左侧,靠近母体脊柱的(图像远区)一侧为胎儿右侧。对照比较左枕前位与右枕前位两者胎心在胸腔的位置关系,表明由于胎儿卧式左右不同,故胎体左右方位互为相反。

3. 最难判断的是对横产式进行胎儿左右方位确定。现举例说明,当胎头位于母体右侧(右肩前),足在母体左侧,纵切母体腹部,胎儿脊柱靠近子宫下段,靠近母体腹壁的(图像近区)一侧为胎儿的右侧,靠近母体脊柱的(图像远区)一侧为胎儿左侧(图2-20)。当胎头位于母体左侧(左肩前),足在母体右侧,靠近母体腹壁的(图像近区)一侧为胎儿的左侧,靠近母体脊柱的(图像远区)一侧为胎儿右侧(图2-21)。上述两者胎方位显示脊柱左、右不同,心尖指向不同,故心脏在胸腔的位置显示也不同。

上述列举主要胎方位与心脏位置关系,依据这种推理思路,现将各种胎方位四腔心切面归纳总结如图所示,从中找出它们之间的规律性变化(图2-22～图2-25)。

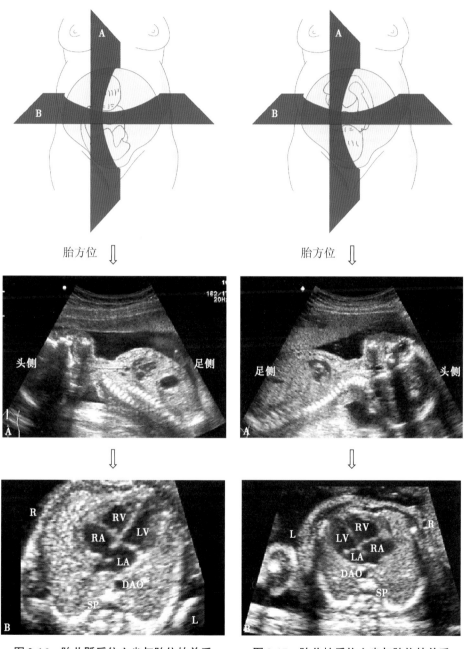

图 2-16 胎儿骶后位心尖与胎位的关系
A、B 切面分别对应 A、B 声像图

图 2-17 胎儿枕后位心尖与胎位的关系
A、B 切面分别对应 A、B 声像图

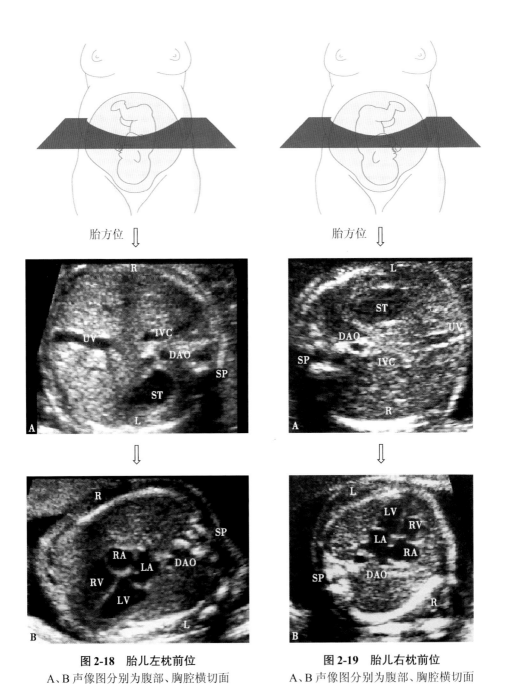

图 2-18　胎儿左枕前位
A、B 声像图分别为腹部、胸腔横切面

图 2-19　胎儿右枕前位
A、B 声像图分别为腹部、胸腔横切面

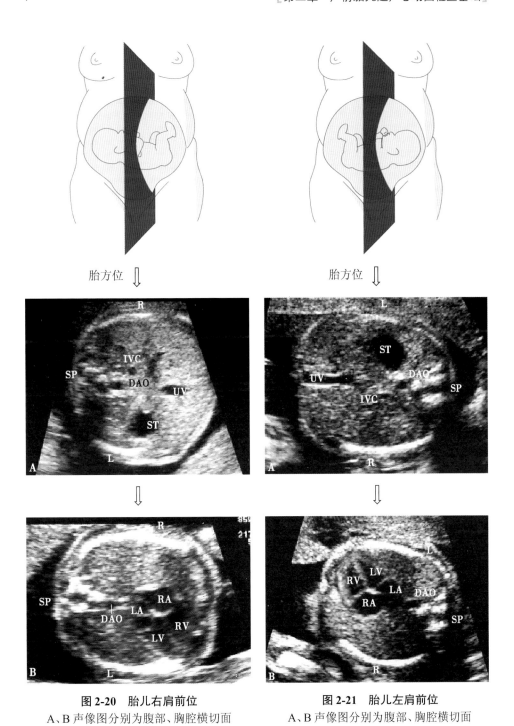

图 2-20　胎儿右肩前位
A、B 声像图分别为腹部、胸腔横切面

图 2-21　胎儿左肩前位
A、B 声像图分别为腹部、胸腔横切面

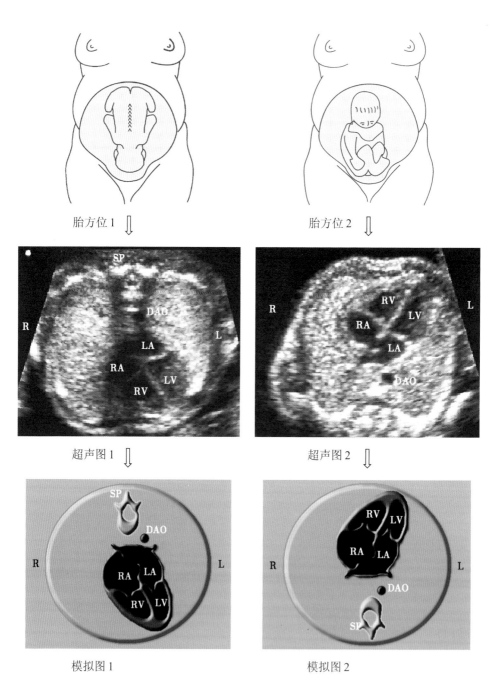

胎方位 1 ⇩　　　　　　　　胎方位 2 ⇩

超声图 1 ⇩　　　　　　　　超声图 2 ⇩

模拟图 1　　　　　　　　　模拟图 2

图 2-22　胎儿枕前位和骶后位,显示胎体左右一致,但心尖指向不同,见声像图与模拟图对照

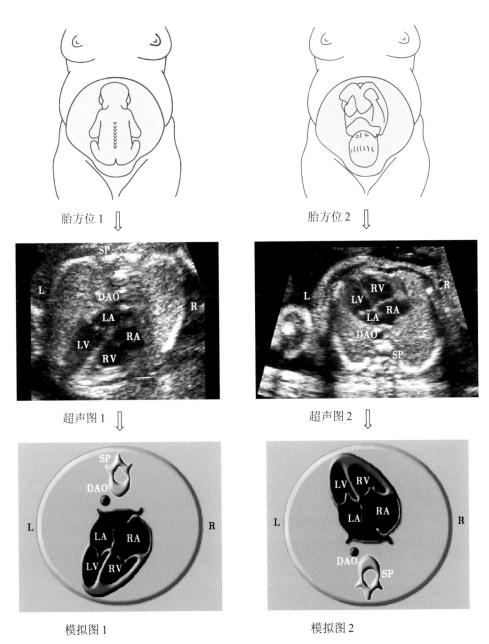

胎方位 1 ⇩   胎方位 2 ⇩

超声图 1 ⇩   超声图 2 ⇩

模拟图 1   模拟图 2

图 2-23   胎儿骶前位和枕后位, 显示胎体左右一致, 但心尖指向不同, 见声像图与模拟图对照

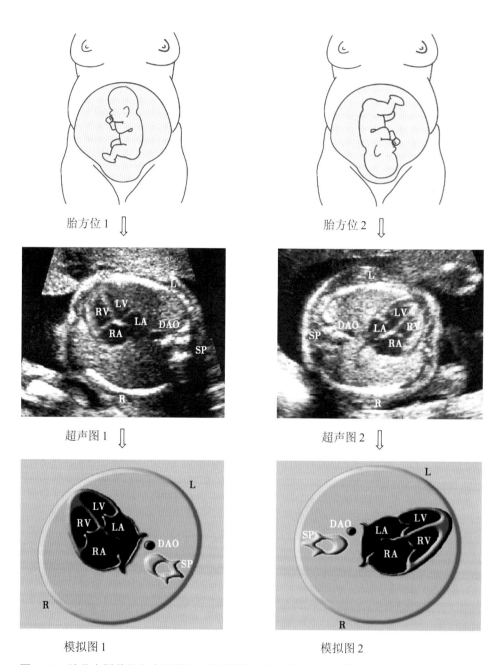

图 2-24 胎儿左骶前位和右枕前位,显示胎体左右一致,但心尖指向不同,见声像图与模拟图对照

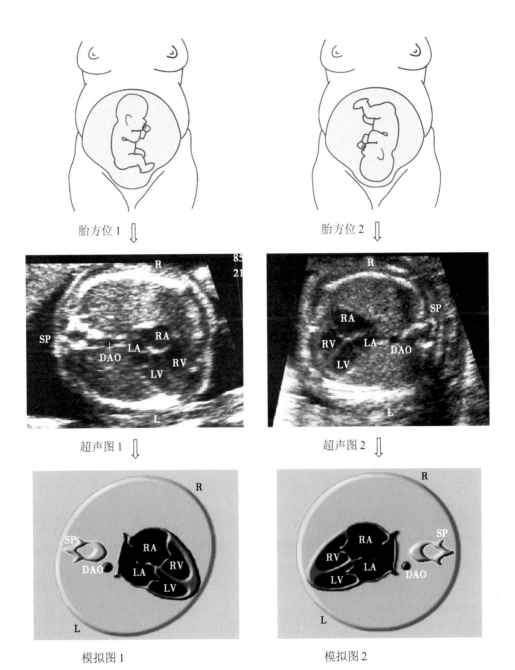

图 2-25 胎儿右骶前位和左枕前位,显示胎体左右一致,但心尖指向不同,见声像图与模拟图对照

第三节　正常胎儿超声心动图基本切面

一、正常二维超声心动图

(一)标准的四腔心切面

胎儿四腔心切面是最重要同时也是最基本的切面之一。在此切面的基础上可以获得一系列连续不同超声心动图切面,如左、右室流出道切面、三血管切面等(图2-26)。标准的四腔心切面,室间隔与房间隔保证在一条直线上,至少显示胎儿一条肋骨结构,此切面的正确显示和识别,有助于发现半数以上的先天性心脏病。

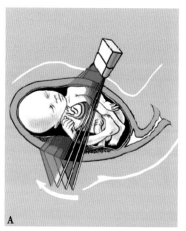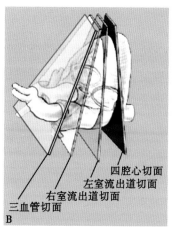

图2-26　胎儿心脏连续扫查

1. 不同胎方位,超声显示胎儿心脏水平胸腔横切面四腔心左右、前后、上下位置关系亦不同,其取决于胎方位与声束入射的角度,依据胎方位与声束入射的角度不同,大体分为心尖四腔心、心底四腔心及横向四腔心。

心尖四腔心切面为胎儿仰卧位时,声束从胎儿腹侧先进入心尖路径,图像显示心尖朝上,心底朝下(图2-27)。此切面是观察二尖瓣、三尖瓣启闭及彩色血流显示较好胎方位(图2-28),但因声束平行于间隔,故不利于间隔缺损的显示,有时出现间隔回声失落伪像(图2-29)。

心底四腔心切面为胎儿俯卧位时,声束从胎儿背侧先进入心底路径,图像显示心尖朝下,心底朝上(图2-30)。该切面由于脊柱的骨性钙化声影部分遮盖心脏轮廓及心内结构,此时侧动探头从胎儿左或右肋间探查可获得四腔心切面。

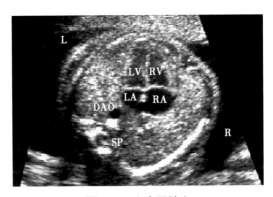

图 2-27　心尖四腔心

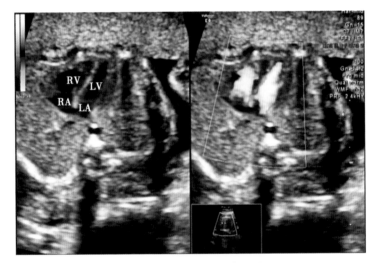

图 2-28　二、三尖瓣彩色血流

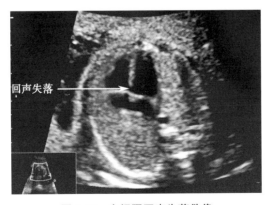

图 2-29　室间隔回声失落伪像

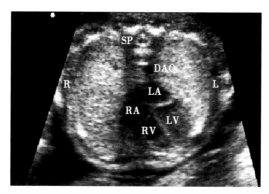

图 2-30　心底四腔心

横位四腔心切面为胎儿侧卧位时，声束从胎儿左侧肋间或右侧肋间先进入胎儿一侧胸腔。此切面由于声束垂直于心室侧壁和室间隔，故显示室壁较其他方位四腔心切面心肌略显厚（图 2-31）。此切面对诊断室间隔缺损有重要的诊断意义，并且彩色血流方向与声束平行，能够显示室间隔缺损的穿隔血流。

2. 四腔心切面识别及观测内容

（1）左、右心房观：左心房位于脊柱前方，卵圆瓣向左心房开放（图 2-32），是区别左、右心房的一个鉴别要点。确定了左心房，右心房就确定了。左右心房大小基本对称。

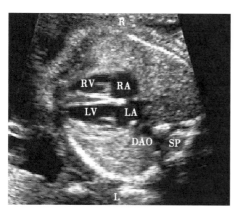

图 2-31　横位四腔心观

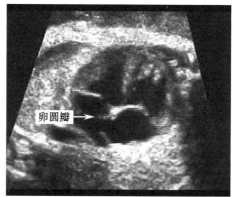

图 2-32　卵圆瓣向左心房开放

（2）左、右心室观：心房与心室交界是通过房室瓣的连接，确定了房室瓣的位置，也就确定了心室的位置。二尖瓣总是与左室相连，三尖瓣总是与右室相连。左心室内壁较光滑。右心室内壁有较丰富的肌小梁。两心室大小基本对称。28 周后右心室略大于左心室。最重要的是右心室近心尖部有调节束（图 2-33），是区别左、右心室的形态学标志。

（3）房室瓣观：与二尖瓣连接有两组乳头肌，分别位于左室内、外侧壁，室间隔左室面无乳头肌（图2-34），左室乳头肌水平横断面显示两组乳头肌分别位于前外侧壁和内侧壁（图2-35），因此超声可以通过左室乳头肌短轴切面寻找两组乳头肌结构而确定左室。三尖瓣有三组乳头肌，分别位于室间隔右室面、右室前壁和后壁（图2-36）。三尖瓣隔瓣附着点较二尖瓣位置低。三尖瓣、二尖瓣开放时短轴分别呈三角形、鱼口形（图2-37、图2-38）。

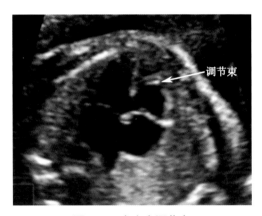

图2-33 右室内调节束

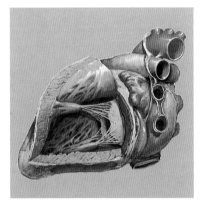

图2-34 二尖瓣与两组乳头肌相连

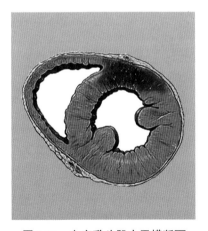

图2-35 左室乳头肌水平横断面

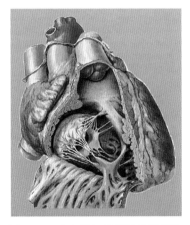

图2-36 三尖瓣与三组乳头肌相连

（4）房、室间隔观：横位四腔心切面是观察房、室间隔回声连续性较理想的切面，应用CDFI观察间隔有无穿隔异常分流。特别注意室壁厚、薄及运动情况，观察房间隔卵圆瓣活动情况。

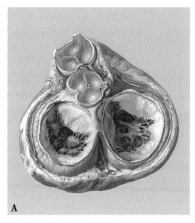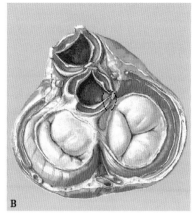

图 2-37 房室瓣启闭

（5）观察心脏中央"十"字交叉结构完整性，它是由房室瓣、室间隔上部、房间隔卜部形成，是探查心内膜垫缺损的最佳切面。

（6）心胸面积比值：在四腔心切面测量胎儿心脏面积与胸腔面积之比表示，正常值为 0.25～0.33。测量时注意不包括胎儿皮下脂肪层（图 2-39）。

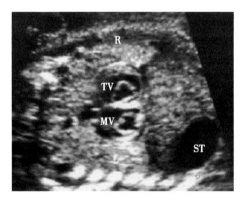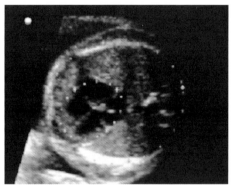

图 2-38 房室瓣短轴观　　　　　　　图 2-39 心胸面积比

（7）心轴测量：其测量方法是在四腔心切面沿房室间隔方向的连线与胎儿胸腔前后正中连线之间夹角，正常范围 45°±20°（图 2-40）。

（8）四腔心切面是评估房室连接和左心房与肺静脉连接关系基本切面。在左心房顶部最易显示左、右两侧的肺静脉角（图 2-41）。虽然四条肺静脉不能完全显示，但至少能排除完全性肺静脉异位引流。

（9）四腔心切面是测量左、右心房与左、右心室大小基本切面，同时也是评估胎儿心室容积的重要切面。

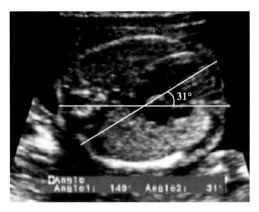

图 2-40 心轴角测量

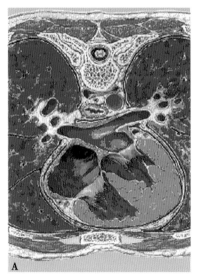

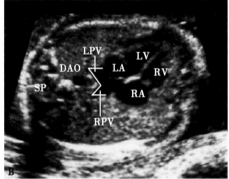

图 2-41 四腔心切面示肺静脉角
注：A 图为解剖图；B 图为超声图

（二）左、右室流出道切面

1. 左室流出道切面是在标准的四腔心切面基础上探头向胎儿头侧轻微偏转，由心脏中央发出与左室相连的主动脉，可获得左室长轴切面（图 2-42），升主动脉前壁与室间隔相连续，后壁与二尖瓣前叶延续，旋转探头 30°～45°可见此主动脉呈弧形走行（图 2-43），并显示从该血管发出头颈部血管分支，这就是主动脉与左室的连接关系。

2. 右室流出道切面在显示左室流出道切面后，声束平面向胎儿头侧倾斜，从胎儿心脏左侧发出一条血管与右心室相连为肺动脉主干（图 2-44），探头再略

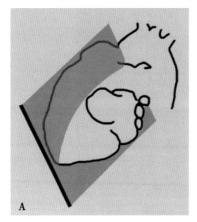
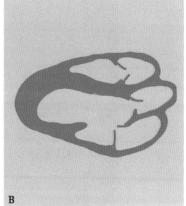
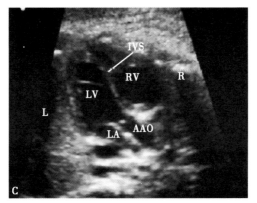

图 2-42 左室流出道切面图

注：A 图为切面图；B 图为示意图；C 图为超声图

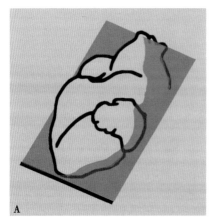
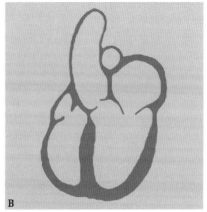

图 2-43 升主动脉及主动脉弓切面

注：A 图为切面图；B 图为示意图；C 图为超声图

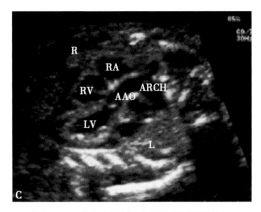

图 2-43 升主动脉及主动脉弓切面（续）

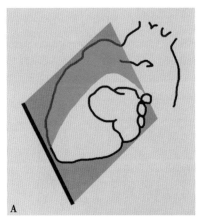

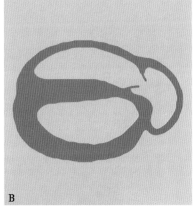

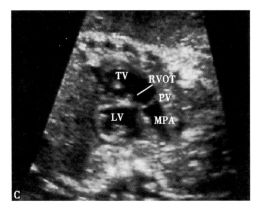

图 2-44 右室流出道切面

注：A 图为切面图；B 图为示意图；C 图为超声图

向右侧胸腔侧动可分出左、右肺动脉（图 2-45）。右室流出道切面主要观察流出道有无梗阻、肺动脉瓣有无狭窄或闭锁、有无漏斗部及干下型室间隔缺损的重要观察切面。

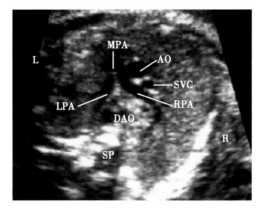

图 2 45　左、右肺动脉分支

　　3. 主动脉起始与肺动脉起始走行呈相互交叉关系（图 2-46）。当两条血管呈平行走行关系,将提示存在大血管发育畸形。

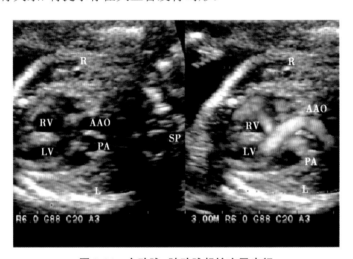

图 2-46　主动脉、肺动脉起始交叉走行

（三）三血管和三血管 - 气管切面

　　1. 三血管切面是在右室流出道切面探头向胎头平移偏转获得的切面,从左至右排列依次为主肺动脉短轴切面或主肺动脉通过动脉导管与降主动脉相连（图 2-47）,升主动脉的横切面,上腔静脉横切面,当三血管切面左、右或前、后排列位置改变时,常提示有大动脉走行异常或转位。

2．三血管 - 气管切面比三血管切面水平略高一点，从左至右为主肺动脉长轴、主动脉弓、上腔静脉横切面，内径大小依次递减。主肺动脉通过动脉导管与降主动脉相连和主动脉弓之间形成"V"形结构（图 2-48），如果这种"V"形结构出现异常，将提示这个胎儿可能有大动脉畸形或主动脉弓畸形。支气管位于主动脉弓右侧。在这个切面脊柱的前方和支气管间隙，正常是没有大血管经过，如有血管通过，高度怀疑有无动脉迷走或血管环形成的表现。主肺动脉的左侧正常是没有粗大血管的，当发现有血管经过时，要追踪探查有无永存左上腔或肺静脉异位引流改变。

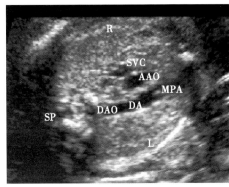

图 2-47　三血管切面

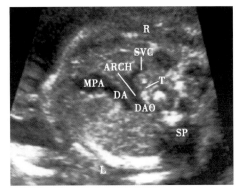

图 2-48　三血管 - 气管切面

（四）三尖瓣 / 主动脉切面

此切面显示右房、三尖瓣、右室流出道、肺动脉、主动脉（图 2-49），重点观察肺动脉和主动脉关系、右室流出道情况。此切面特别注意不能误认为右室双出口。

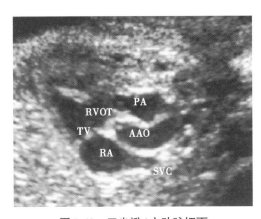

图 2-49　三尖瓣 / 主动脉切面

（五）大动脉短轴切面

在三尖瓣 / 主动脉切面探头旋转 30° 左右可以获得。该切面和小儿、成人结构一样（图 2-50），显示主动脉位于中央，主肺动脉环绕主动脉，肺动脉分出左、右肺动脉。此切面是观察室间隔缺损的重要切面。

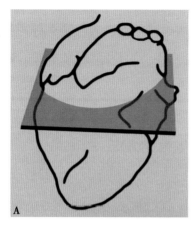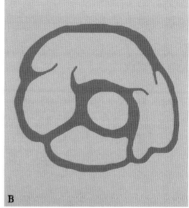

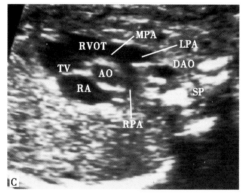

图 2-50　大动脉短轴切面

注：A 图为切面图；B 图为示意图；C 图为超声图

（六）主动脉弓长轴切面

此切面在胎儿骶后位、枕后位、骶前位和枕前位较易获得。该切面重点观察主动脉弓形态及内径。由主动脉弓凸面发出头颈部三根血管从左向右依次为左锁骨下动脉、左颈总动脉和无名动脉（图 2-51）。

（七）动脉导管弓长轴切面

在主动脉弓长轴基础上偏转探头或在大动脉短轴基础上沿主肺动脉长轴方向扫查获得。此切面主要观察动脉导管弓的形态、动脉导管内径、右室流出道和肺动脉瓣活动情况。动脉导管弓弧度较主动脉弓大，在弓的凸面没有血管的分支，在弓的凹面有右肺动脉分支（图 2-52）。

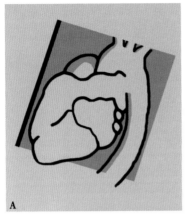
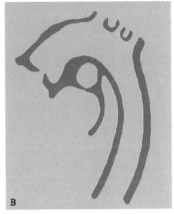

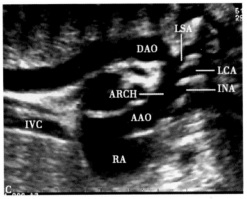

图 2-51 主动脉弓长轴切面

注：A 图为切面图；B 图为示意图；C 图为超声图

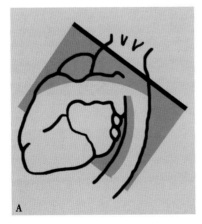
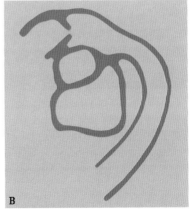

图 2-52 动脉导管弓长轴切面

注：A 图为切面图；B 图为示意图；C 图为超声图

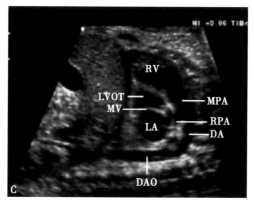

图 2-52 动脉导管弓长轴切面（续）

（八）主动脉峡部、动脉导管弓长轴切面

该切面由主动脉峡部、动脉导管弓冠状切面形成"Y"型结构（图 2-53），主要观察主动脉弓峡部（isthmus）及动脉导管内径。主动脉峡部位于左锁骨下动脉与动脉导管之间主动脉弓部位。正常主动脉峡部内径与动脉导管内径大小一致，当主动脉峡部缩窄时可通过此切面直观进行对比观察。

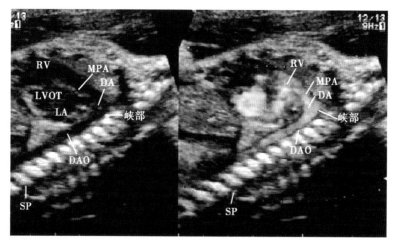

图 2-53 主动脉峡部、动脉导管弓长轴切面

（九）上、下腔静脉长轴切面

上、下腔静脉长轴切面呈"大雁"形态（图 2-54）。上、下腔静脉与右心房相连接，肝静脉汇入下腔静脉。此切面观察腔静脉内径，以及有无离断等情况。

（十）心室短轴切面

包括心室一系列短轴切面，即心底短轴切面、房室瓣水平短轴切面、乳头肌水平短轴切面（图 2-55）、心尖水平短轴切面。

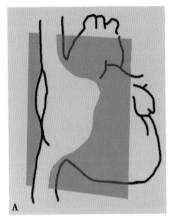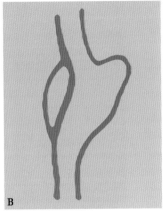

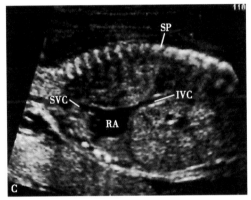

图 2-54　上、下腔静脉长轴切面
注：A 图为切面图；B 图为示意图；C 图为超声图

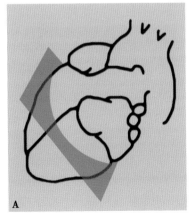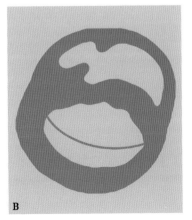

图 2-55　心室短轴切面
注：A 图为切面图；B 图为示意图；C 图为超声图

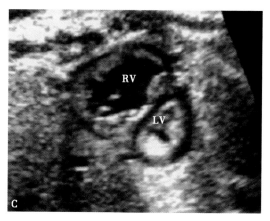

图 2-55 心室短轴切面（续）

二、正常彩色多普勒超声心动图

胎儿彩色多普勒超声血流显像不同于小儿和成人心脏检查的相对固定模式。首先使用的设备要具备增强或提高血流敏感技术条件，方能较好显示正常胎儿心腔及血管彩色多普勒血流显像（CDFI），其中包括动脉和静脉血流表现，同时能够检测出心脏及血管畸形引起的异常血流动力学改变。胎儿血流动力学参数主要由脉冲多普勒（PW）测定，高速异常血流采用连续多普勒（CW）测量。由于胎儿彩色血流显像优劣受相应的胎位限制，也就是说能否获得良好的胎儿彩色血流显像由胎儿的位置决定。

（一）二尖瓣与三尖瓣血流

胎儿心尖四腔心切面是显示二尖瓣与三尖瓣血流的最佳切面。此切面血流与声束平行，二尖瓣与三尖瓣舒张期开放，CDFI 显示朝向探头的血流为红色血流，收缩期二尖瓣与三尖瓣关闭，正常情况两房室瓣无反流血流信号。PW 取样容积分别置于二尖瓣口和三尖瓣口，可获得二尖瓣和三尖瓣频谱。二尖瓣口频谱为双峰（图 2-56），与成人不同，A 峰大于 E 峰，E/A 比值随孕周数增加而增大，但始终小于 1。三尖瓣口的血流速度高于二尖瓣口，其血流频谱可呈双峰或单峰（图 2-57），表明静脉导管血大量导入下腔静脉进入右房，通过三尖瓣口血流量高于二尖瓣口。

（二）主动脉与肺动脉血流

主动脉血流速度和肺动脉血流速度随孕周增加而增快，收缩期呈窄带单峰频谱，舒张期无血流信号，与小儿主动脉和肺动脉血流频谱相似。选择左室流出道切面显示主动脉明亮的彩色血流，PW 取样容积获得主动脉血流频谱（图 2-58）。肺动脉 PW 频谱取样在右室流出道、心底短轴切面及动脉导管弓长轴切

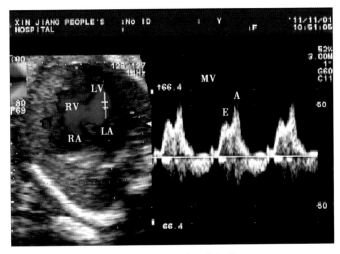

图 2-56 二尖瓣血流频谱

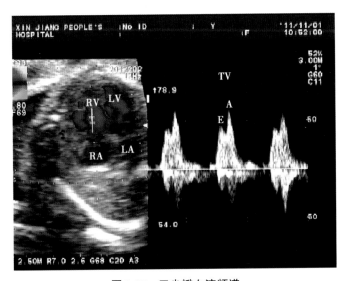

图 2-57 三尖瓣血流频谱

面(图 2-59)。由于肺动脉内径较主动脉略宽,故主动脉血流速度较肺动脉血流速度高,频谱亦略窄。

(三)主动脉弓与动脉导管弓血流

主动脉弓内径与动脉导管内径随孕周增加而增宽,其血流速度随孕周增加而加快。主动脉弓和动脉导管血流频谱均呈双期双峰,收缩期与舒张期均有前

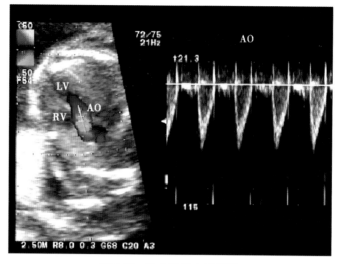

图 2-58 升主动脉血流频谱

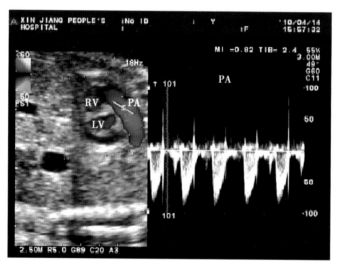

图 2-59 肺动脉血流频谱

向血流,收缩期流速较高,舒张期流速较低。动脉导管收缩期血流速度快于主动脉弓,舒张期血流频谱呈波峰状(图 2-60)。动脉导管是胎儿血液循环主要分流通路之一,其连接肺动脉与降主动脉,60% 的右心血由肺动脉经动脉导管进入降主动脉。动脉导管弓跨度大于主动脉弓,两者形态各有其特点,动脉导管弓呈"曲棍柄"征(图 2-61),主动脉弓呈"拐杖"征(图 2-62)。

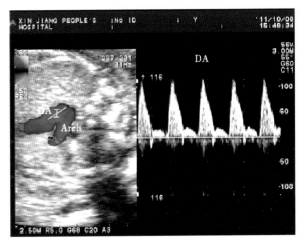

图 2-60 动脉导管血流频谱

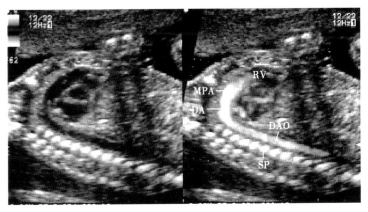

图 2-61 动脉导管弓呈"曲棍柄"征

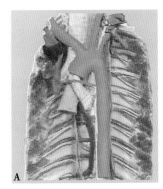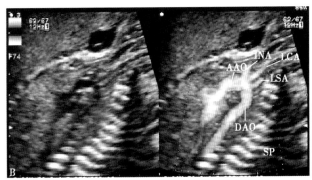

图 2-62 主动脉弓呈"拐杖"征

注：A、B 图分别为解剖及超声图

（四）静脉导管血流

静脉导管是胎儿血液循环主要通路之一，它连接脐静脉输送氧合血通过肝脏进入下腔静脉→右房→卵圆孔→左房→左室→升主动脉→冠状动脉及头臂的血管（图 2-63）。超声切面显示在脐静脉进入腹腔上行经过肝脏与静脉导管相连导入下腔静脉，静脉导管段内径狭小，彩色血流明亮（图 2-64），PW 取样容积频谱呈三个波，即心室收缩 S 波、心室舒张 D 波、心房收缩 A 波（图 2-65）。静脉导管频谱形态反映脐静脉与右心之间的压力阶差。当心脏畸形导致右心容量负荷加重或心功能减低时，静脉导管血流频谱出现 A 波缺失或反转。

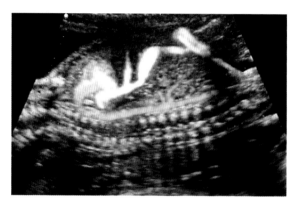

图 2-63　胎儿静脉导管循环途径

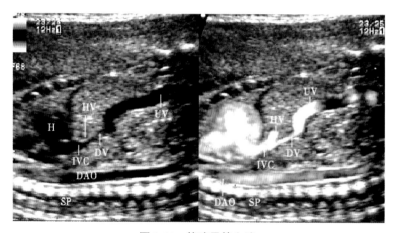

图 2-64　静脉导管血流

（五）肺静脉血流

在胎儿期肺静脉显示与设备档次以及操作者手法有关。肺静脉因血管细且流入左房流速低，因此，CDFI 需要将血流速度标尺调低，彩色血流增益略增高，使肺静脉血流与声束尽可能平行。据董凤群报道，肺静脉在孕 12～22

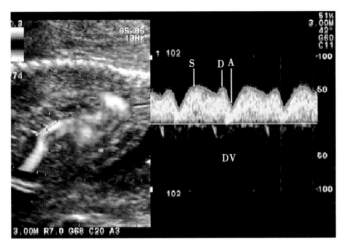

图 2-65 静脉导管血流频谱

周 E-Flow 显示率较 Color 高，$P < 0.05$，有统计学意义。在 23～40 周两者比较 $P > 0.05$，显示率没有差异。笔者采用增强型 E-Flow 彩色血流模式对肺静脉血流的显示结果表明和董凤群报道结果一致。在正常二维四腔心切面左房顶部两侧常显示左右肺静脉角，E-Flow 显示左、右两支肺静脉形如"牛角"状（图 2-66），可快速排除完全性肺静脉异位引流。在四腔心切面基础上轻微侧动探头可获得左肺或右肺各一对肺静脉（图 2-67）。侧动探头以左房为中心可显示三条肺静脉或完全显示四条肺静脉血流回到左心房（图 2-68）。除此之外，采用主动脉弓长轴或下腔静脉长轴冠状切面时，偏转探头在主动脉或肺动脉下方尽可能充分显示左房，在平胸主动脉水平，探头向左侧轻微侧动可见回流入左房的一对左肺静脉（图 2-69），探头向右侧轻微侧动可显示一对回流入左房的右肺静脉

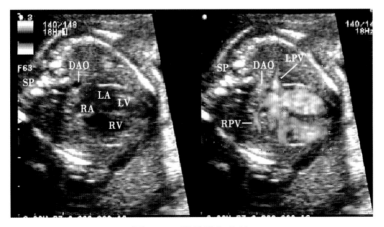

图 2-66 肺静脉角血流

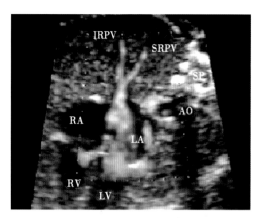

图 2-67 右侧两支肺静脉回流入左房

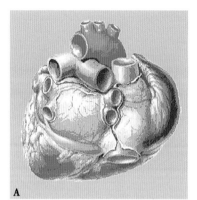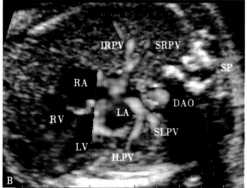

图 2-68 四条肺静脉血流入左房

注：A、B 图分别为解剖及超声图

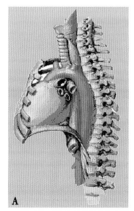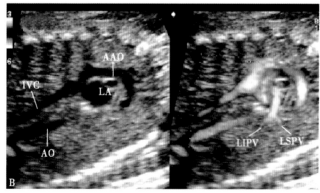

图 2-69 左侧两支肺静脉血流入左房

注：A、B 图分别为解剖及超声图

（图2-70）。肺静脉频谱为双期频谱，心室收缩期肺静脉形成第一峰S波，心室舒张早期出现第二峰D波，心房收缩期A波、S波与D波幅度大小有三种形态：S＞D，S＝D，S＜D（图2-71）。

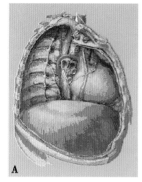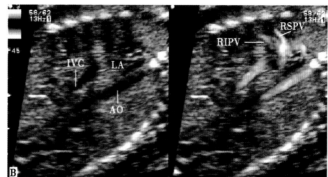

图 2-70　右侧两支肺静脉血流入左房
注：A、B图分别为解剖及超声图

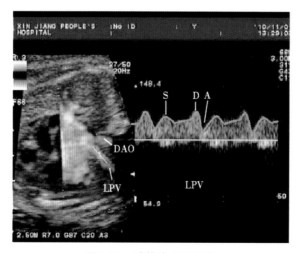

图 2-71　肺静脉血流频谱

（六）左、右肺动脉

主肺动脉自右心室发出在主动脉弓下方分出左、右肺动脉（图2-72），在大动脉短轴、动脉导管弓及右室流出道切面等均可获得。左、右肺动脉频谱与主肺动脉频谱有所不同，左、右肺动脉频谱收缩早期快速上升形成一窄尖峰，其尖峰快速下降至一半后缓慢下降呈一平台（图2-73），这是由于胎肺不张肺血管床阻力高所致。

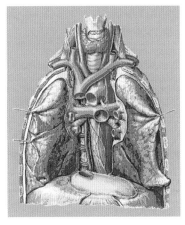

图 2-72　主肺动脉分出左右肺动脉

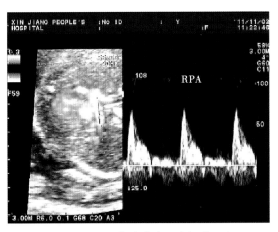

图 2-73　右肺动脉血流频谱

（七）三血管血流

正常三血管彩色血流显示，肺动脉与主动脉血流方向一致（图 2-74），若两者血流方向不一致或呈湍流，表明有反向或高速血流，要追踪探查心脏有无结构畸形或主动脉与肺动脉有无狭窄或闭锁。

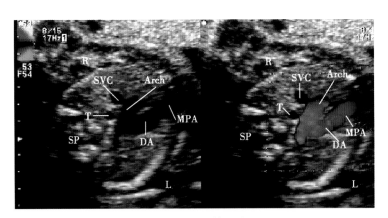

图 2-74　三血管血流

（八）卵圆孔血流

在横位四腔心、两心房切面均可显示房间隔中部卵圆孔，卵圆瓣朝向左心房开放，随心动周期在左心房内飘动，允许血流从右心房进入左心房而防止倒流，因此，CDFI 显示卵圆孔血流为单一色血流（图 2-75）。在胎儿期右心房压力高于左心房。

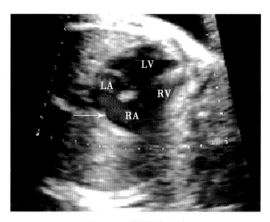

图 2-75　卵圆孔血流

（九）上、下腔静脉血流

二维上、下腔静脉长轴切面显示上、下腔静脉与右心房相连，可清晰显示上腔静脉或下腔静脉血流回流入右心房（图 2-76）。下腔静脉频谱呈双向，心室收缩期下腔静脉血流快速进入右心房，产生第一波（V 波），心室舒张期出现第二波（E 波），心房收缩期出现一小的负向波（A 波），为心房收缩血液反流入下腔静脉所致（图 2-77）。上腔静脉与下腔静脉频谱类似，其形成机制相同。

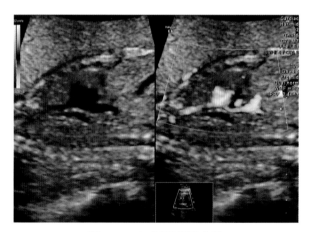

图 2-76　上、下腔静脉血流

（十）腹主动脉与肾动脉、下腔静脉与肾静脉血流

胎儿长轴腹部矢状切面显示，腹主动脉末端分为左、右髂总动脉，腹主动脉在肾水平分出左、右肾动脉血流（图 2-78），当一侧肾缺如则显示该侧肾动脉血流消失。侧动探头，可以探查下腔静脉与腹主动脉并行，两者血流方向相反，并显示左、右肾静脉血流入下腔静脉（图 2-79）。

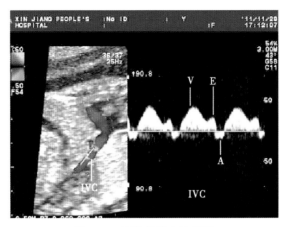

图 2-77　下腔静脉血流频谱

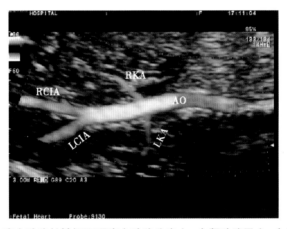

图 2-78　腹主动脉长轴切面观腹主动脉分出左、右肾动脉及左、右髂总动脉

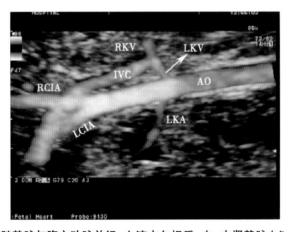

图 2-79　下腔静脉与腹主动脉并行，血流方向相反，左、右肾静脉血流入下腔静脉

第四节　胎儿心脏位置确定及位置异常

一、胎儿心脏在胸腔的位置

第二章重点讲述胎儿在宫内位置与胎体左右位置关系判断，并且列举诸多胎方位声像图，加深理解由丁胎方位的不同经胸腔横切面四腔心切面判定胎儿左右、前后、上下位置亦不同，是学习本节的基础。

利用超声判断胸腔内胎心位置最重要的是四腔心切面，采用连接心底与心尖的轴线指向来判断心脏位置，即心尖指向。胎儿期，肺脏处于不张状态，肺泡被液体填充，肺野无气体，使膈肌上抬，心脏呈水平位，心底位于胸腔的中后部，中孕期脊柱及胸骨骨化程度低，有利于超声束穿透肺组织，较好地显示心脏的位置及结构。

（一）左位心（levocardia）

左位心指心脏的轴向指向左，心脏大部分及心尖位于左侧胸腔（图2-80）。

1. 正常左位心　心脏位于胸腔的左前方。采用标准的四腔心切面显示，心底和心尖连线指向胸腔左下（图2-81）。

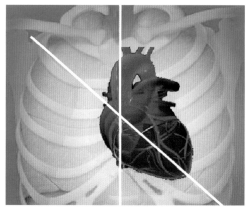

图2-80　正常心脏在胸腔的位置

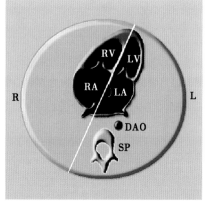

图2-81　正常心脏四腔心切面心尖指向

2. 左旋心　心房反位，内脏反位，心底和心尖连线指向左侧，可分为：

（1）内脏反位，心房反位，心室右袢之左旋心，心室连接不一致（图2-82）。

（2）内脏反位，心房反位，心室左袢之左旋心，房室连接一致（图2-83）。

（3）心房不定位之左旋心。

3. 左移心　为右侧胸腔内占位性病变或左侧胸腔内组织牵拉使纵隔及心脏被推移至左侧（图2-84）。

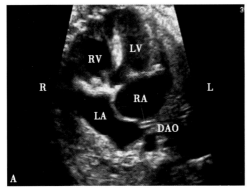 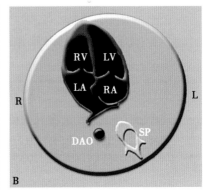

图 2-82 心房反位、心室右袢之左旋心声像图与模拟图对照

注: A、B 图分别为超声图及模拟图

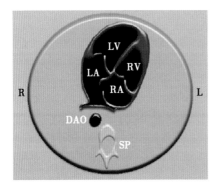 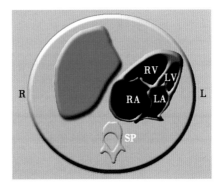

图 2-83 心房反位、心室左袢之左旋心模拟图 **图 2-84 左移心模拟图**

（二）右位心（dextrocardia）

右位心指心脏的轴向指向右,心脏大部分及心尖位于右侧胸腔。

1. 镜面右位心　与正常左位心正好互为镜像,内脏反位。

（1）内脏反位,心房反位,心室左袢之镜面右位心。左心房及左心室位于心脏的右侧,右心房及右心室位于心脏左侧,房室连接一致(图 2-85)。

（2）内脏反位,心房反位,心室右袢之右位心。左心房位于心脏右侧,右心房位于心脏左侧,右心室位于心脏的右侧,左心室位于心脏左侧,房室连接不一致(图 2-86)。

2. 右旋心　内脏正位,心房正位,又称孤立性右位心。

（1）内脏正位,心房正位,心室右袢之右旋心,房室连接一致(图 2-87)。

（2）内脏正位,心房正位,心室左袢之右旋心,房室连接不一致(图 2-88)。

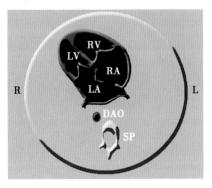

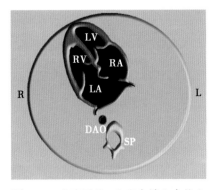

图 2-85　心房反位、心室左袢之镜面右位心　　图 2-86　心房反位、心室右袢之右位心

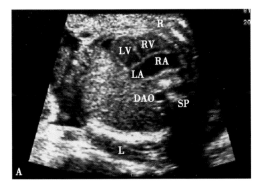

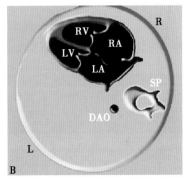

图 2-87　心房正位、心室右袢之右旋心超声图与模拟图对照

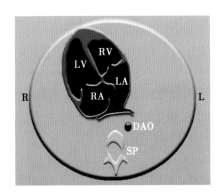

图 2-88　心房正位、心室左袢之右旋心

3. 右移心　继发性左侧胸腔占位病变、左侧膈疝及胸水，心脏被推向右移，但心脏轴向仍指向左（图 2-89、图 2-90）。

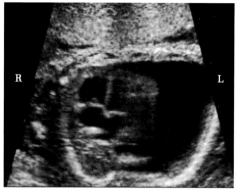

图 2-89　胎儿左侧胸腔大量积液，心脏右移

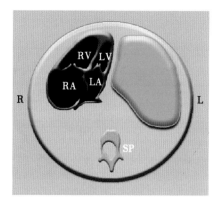

图 2-90　右移心

（三）中位心（mesocardia）

中位心指心脏轴向指向胸腔正中心（图 2-91、图 2-92）。可伴发内脏、心房位置正常或异常，房室连接正常或异常。

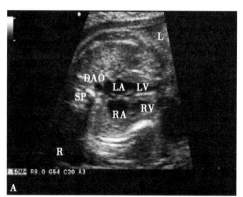
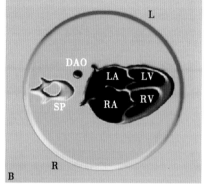

图 2-91　中位心超声图与模拟图对照

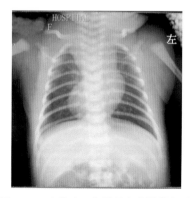

图 2-92　中位心，产后新生儿胸片证实

（四）异位心（ectopia cordis）

异位心指心脏部分或全部位于胸腔外（图2-93）。

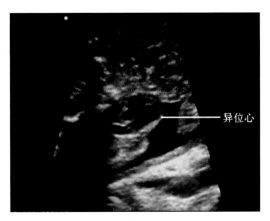

异位心

图2-93　部分异位心

对于胎儿心脏在胸腔内的位置描述不能完全提供心内节段排列异常的信息，完整的胎儿心脏检查应对心脏本身的方位加以分析与判断。如左旋心虽然心底和心尖连线指向左前方，其心房、内脏反位。又如右旋心是左旋心的镜像，而完全不同于镜像右位心。右移心即使心底和心尖连线指向左前，心内结构正常，心脏大部分被推移至右胸腔。

二、胎儿心房位置的确定

当确定了胎体的左、右后，要进行内脏位置和心房位置的确定。

（一）心房的判定

就胎儿心房位置的确定，从解剖定位上区分左、右心房形态学的固定标志是心耳，左心耳呈管状，右心耳呈三角形。心房位置存在四种排列方式（图2-94），即心房正位，心房反位（镜像），心房右侧异构，心房左侧异构。但实际上胎儿超声心动图有时难以显示左、右心耳的形态结构。

在确定静脉与心房连接时，不能一概以腔静脉连接判断右心房，因为可以存在左位上腔静脉和双上腔静脉的解剖变异，也不能以肺静脉连接的心房判断为左心房，肺静脉可出现部分和完全异位。在胎儿期来自脐静脉氧合血由静脉导管引流入下腔静脉，进入右心房，通过卵圆孔向左心房分流，卵圆瓣总是向左心房开放，这是区别左、右心房又一个重要标志。

Van Praagh经大量尸检结果证实：左房总是与胃在同侧，因此，胎儿心脏和胃不论是同时或分别不在左侧，均视为心脏位置异常。胎儿期胃泡无回声区极易显示，为胎儿腹部超声显示重要标志。

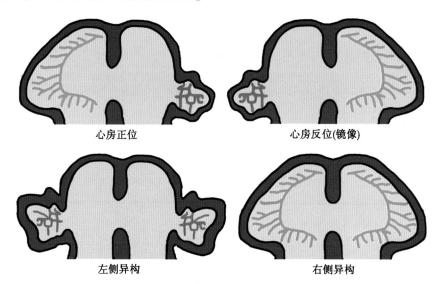

心房正位　　　　　　　　　　心房反位(镜像)

左侧异构　　　　　　　　　　右侧异构

图 2-94　心房位置的四种排列方式

(二)内脏与心房的关系

心房位置与内脏位置具有相对恒定性,也称内脏心房位置,对于进一步确定心房位置至关重要。通常情况,心房位置包括:

1. 心房正位(atrial situs solitus)　剑下腹部横切面显示腹主动脉位于脊柱左前方,下腔静脉位于脊柱右前方。肝脏位于右侧上腹部,胃泡位于左侧上腹部(图 2-95、图 2-96)。

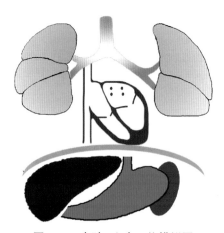

图 2-95　内脏 - 心房正位模拟图

2. 心房反位(atrial situs inversus)　右房与肝脏同在左侧,左房与脾、胃同在右侧(图 2-97、图 2-98),腹主动脉位于脊柱右前方,下腔静脉位于脊柱左前方。

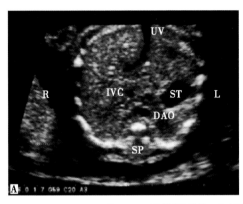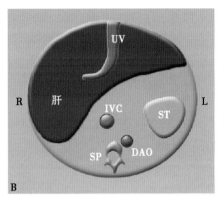

图 2-96 胎儿骶后位,腹部横切面示内脏 - 心房正位

注:A、B 图分别为超声图与模拟图

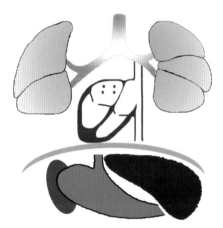

图 2-97 内脏 - 心房反位模拟图

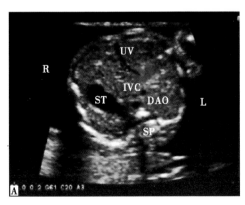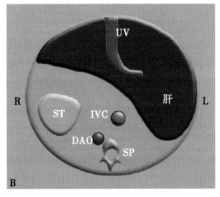

图 2-98 胎儿骶后位,腹部横切面示内脏 - 心房反位

注:A、B 图分别为超声图与模拟图

3. 心房异构（atrial situs ambiguous）

（1）左房异构：双侧心房均为左心耳呈管状，伴有双肺两叶，双侧支气管都是形态学左支气管（图 2-99）。通过胎儿腹部横切面显示腹主动脉和下腔静脉与脊柱的位置判断心房的排列关系，腹主动脉的左后方是半奇静脉（图 2-100）或右侧后方的奇静脉（图 2-101），下腔静脉多离断，与奇静脉或半奇静脉异常连接。也称多脾综合征（polysplenia syndrome）。

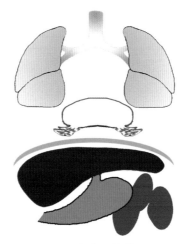

图 2-99　左房异构模拟图

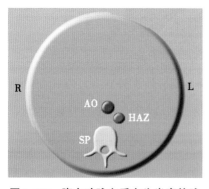

图 2-100　腹主动脉左后方为半奇静脉

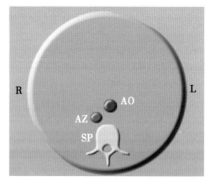

图 2-101　腹主动脉右后方为奇静脉

（2）右房异构：双侧心房均为右心耳呈三角形，有双肺三叶，双侧支气管都是形态学右支气管（图 2-102）。腹主动脉和下腔静脉并列在脊柱的左前方或右前方（图 2-103、图 2-104），下腔静脉位于腹主动脉前方。伴中位肝，胃可以在左侧或右侧（图 2-105），也称无脾综合征（asplenia syndrome）。

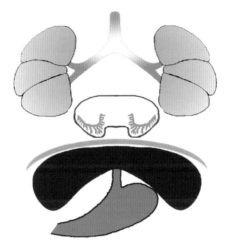

图 2-102　右房异构模拟图

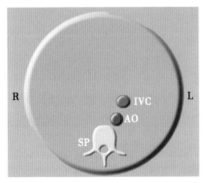

图 2-103　腹主动脉和下腔静脉并列在脊柱的左前方

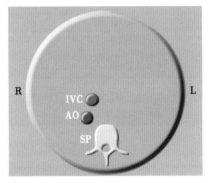

图 2-104　腹主动脉和下腔静脉并列在脊柱的右前方

　　Yagel 等提出胎儿超声心动图基本五个横切面检查法，即：①上腹部横切面；②四腔心切面；③左室流出道切面；④右室流出道切面；⑤三血管切面。其中，前两个切面为内脏与心房位置之间的相互佐证（图 2-106）。

　　李胜利等通过对胎儿四腔心切面与上腹部横切面联合应用，对 259 例经病理解剖或产后手术证实的各种心脏位置异常病例，绘制 7 组 76 种胎儿心脏位置异常模式图，对探索复杂性胎儿先心病具有重要的指导意义。研究表明胎儿心脏位置异常类型是复杂多样的，同时提出胎儿腹部横切面和四腔心切面是胎儿内脏心房位置判断的两个重要切面。胎儿腹部横切面显示大血管与脊柱的相对位置关系，以便进一步判断心房位置，是顺序节段分析法的第一步。

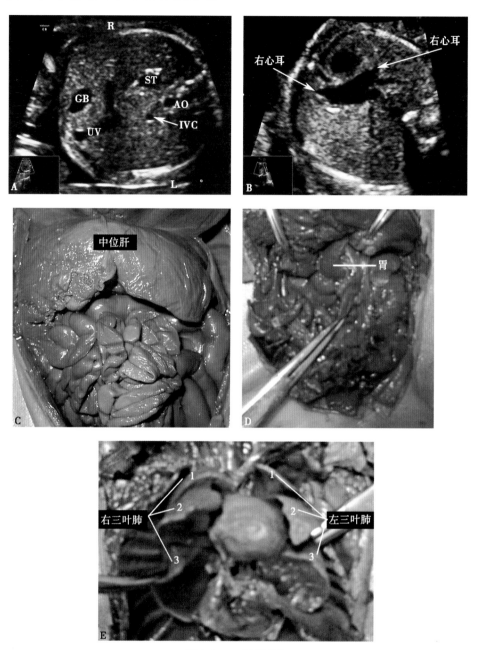

图 2-105 右房异构

注：A 图为下腔静脉位于腹主动脉左前方，胃泡位于右侧腹腔；B 图为双侧心房均可见三角形心耳，即右心耳；C、D、E 图为前图胎儿病理解剖图分别示中位肝、胃位于右侧腹腔、左右肺为三叶

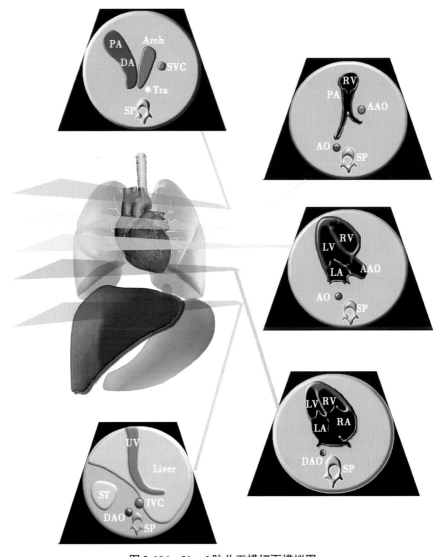

图 2-106　Yagel 胎儿五横切面模拟图

三、胎儿心轴与胎儿心脏位置的关系

国内外许多学者进行了一系列胎儿心轴角与胎儿先心病的研究。早在1987 年,Comstock 首先应用超声测定 13～40 周的 183 个胎儿心轴角度,其方法是测量四腔心切面沿房室间隔方向的连线与胎儿胸腔前后正中连线之间夹角(图 2-107),确定正常范围(22°～75°),描述 15 个胎儿心轴异常和(或)位置异常病理分析,结果显示 15 个胎儿不仅表现为心内结构异常,还包括胎儿心外

畸形，诸如膈疝、肺囊腺瘤等。1995 年 Shipp 等报道胎儿心脏轴大于 75°时，提示有胎儿心脏畸形的可能性。Crane 等确定＜28°或＞59°为心轴异常，检出胎儿先心病和胸腔病变的敏感性为 79.3%，特异性为 97.5%。国内周启昌等研究结果显示，单纯采用四腔心切面检测胎儿先心病的敏感性为 68.5%，加用心脏轴测定检测胎儿先心病的敏感性为 91.4%。吴瑛等报道通过三组胎儿心轴研究发现，当心轴＜20°或＞62°时，提示存在心脏畸形或胸膜腔病变，表明心轴异常增加了先心病和心外畸形的风险。

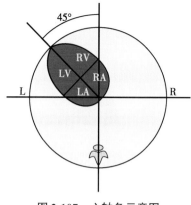

图 2-107　心轴角示意图

四、心房与心室的连接关系

心房与心室交界是通过房室瓣的连接，确定了房室瓣的位置，也就确定了心室的位置。心室内有无调节束是辨别心室的重要形态学标记，一旦形态学心室被确定，胎儿心脏空间关系就确定了。这是顺序节段分析法的第二步。

（一）正常情况

右心室位于右侧，左房连接二尖瓣 - 左室，右房连接三尖瓣 - 右室，即心室右襻（D-LOOP）（图 2-108）。

（二）房室连接一致

左房连接左室，位于右侧，右房连接右室，位于左侧，即心室左襻（L-LOOP）（图 2-109）。

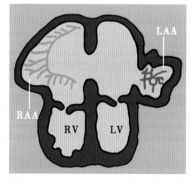

图 2-108　D-LOOP，心房正位，房室连接一致

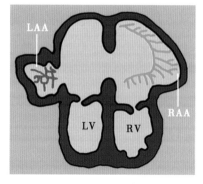

图 2-109　L-LOOP，心房反位，房室连接一致

（三）房室连接不一致

左房连接右室,右室位于左侧,右房连接左室,左室位于右侧,即心室左袢,心房正位,房室连接不一致(图2-110)。

左房连接右室,右室位于右侧,右房连接左室,左室位于左侧,即心室右袢,心房反位,房室连接不一致(图2-111)。

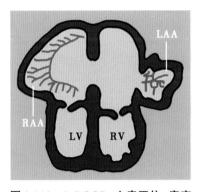 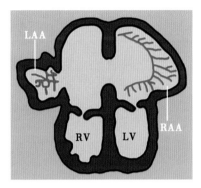

图 2-110　L-LOOP,心房正位,房室连接不一致　　图 2-111　D-LOOP,心房反位,房室连接不一致

（四）单心房连接两心室

单心房通过两组房室瓣分别连接两心室。

单心房通过一组房室瓣连接两心室。

（五）房室连接关系不定

1. 右房异构

(1) 右房异构→心室右袢(D-LOOP)(图2-112)。

(2) 右房异构→心室左袢(L-LOOP)(图2-113)。

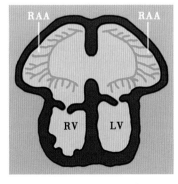 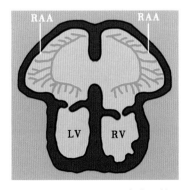

图 2-112　D-LOOP,右房异构　　图 2-113　L-LOOP,右房异构

2. 左房异构

(1) 左房异构→心室右袢(D-LOOP)(图2-114)。

(2) 左房异构→心室左袢(L-LOOP)(图2-115)。

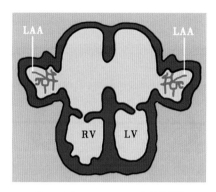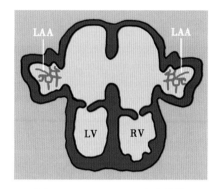

图2-114　D-LOOP,左房异构　　　　图2-115　L-LOOP,左房异构

(六)单心房连接单心室

在任何类型的心脏畸形或房室连接异常都可出现心脏位置异常,两者可同时并存,也可出现心脏位置正常但心内结构异常。

当胎儿心脏在胸腔位置确定后,要进一步明确心脏各节段之间的序列和连接方式,需进行节段分析法。节段分析法能进一步评估心脏位置异常所伴随的多种心脏异常。上述按照第一节段和第二节段顺序节段分析法进行胎儿超声心动图检查,第三节段为心室与大动脉连接关系,主要包括连接正常、大动脉转位、双出口、共同动脉干等,在下面章节介绍。

第三章

胎儿心脏畸形

第一节 心脏发育不良综合征

左心发育不良综合征

一、概述

左心发育不良综合征（hypoplastic left heart syndrome，HLHS）是一组心血管畸形，此畸形在解剖上包括左心房和左心室发育不良，主动脉瓣、二尖瓣狭窄或闭锁以及升主动脉发育不良。约占整个先天性心脏病的 1.5%，男女比例为 2∶1。此病凶险，生后即有症状，1 周以内约 1/4 病例死亡，绝大多数在 3 个月内死亡。

二、胚胎发生机制

目前尚未明确，可能的原因为卵圆孔早期闭合、原发隔移位阻碍左室流入口和下腔静脉血液经卵圆孔流入左房。

三、病理生理

本组综合征的病理特点为左心组成部分的极度狭窄或闭锁，最常见为主动脉闭锁、合并二尖瓣狭小或闭锁，左心室腔狭小（图 3-1），甚至呈裂隙状，升主动脉发育不良，内径狭小。肺静脉血通过房间隔缺损或异位引流流入右心房后，与来自腔静脉的血汇合，再流入右心室，然后部分经动脉导管进入主动脉，供应全身，并逆行灌注冠状动脉。右侧房室扩大，室壁增厚。肺动脉增宽，肺部充血，右心负荷过重，导致胎儿出生数天内发生慢性心力衰竭。胎儿出生后因体循环为混合血，皮肤发绀，存活时间的长短取决于以下 4 个因素：

1．较大的房间隔缺损使左心房的血液容易进入右半心，有利于提高动脉血氧饱和度。

2．较大的动脉导管使主动脉获得较多的血液，有利于心肌和全身组织的血供。

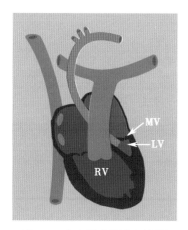

图 3-1　左心发育不良示意图

3．伴有大型室间隔缺损，可降低左心房过高的压力和促进左右两侧血液的混合。

4．肺动脉的轻度狭窄可减轻肺部充血，并使主动脉获得较多血液，延长存活时间。

四、超声心动图检查

1．四腔心切面

（1）左、右心腔大小不对称，左心室腔狭小（图 3-2），有时易将右心室误认为单心室。

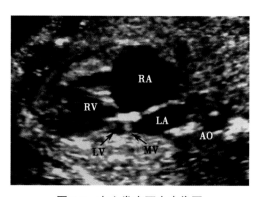

图 3-2　左心发育不良声像图

（2）二尖瓣狭窄或闭锁，二尖瓣瓣环缩小，瓣叶畸形，活动受限，甚至瓣叶活动消失，代之以带状强回声。

（3）右心负荷过重，右房、右室大，肺动脉扩张。

2．左室流出道切面

（1）主动脉内径缩小。

（2）主动脉瓣狭窄或闭锁。

3．三血管-气管切面

（1）三血管-气管切面显示升主动脉及主动脉弓细窄，动脉导管血流入降主动脉后，逆行流入主动脉弓及升主动脉。

（2）动脉导管内径可增大。

4．合并畸形，常合并房缺、室缺、肺静脉异位引流。伴心功能不全时有心包积液、胸腔积液。

五、预后

本病预后极差，绝大多数病例在出生后 3 个月内死亡。一年手术存活率为 38%，目前手术死亡率从 50% 降至 10%。

右心发育不良综合征

一、概述

右心发育不良综合征（hypoplastic right heart syndrome，HRHS）系指一组右心系统发育不良的先天性心脏畸形。本病占先天性心脏病的比例约 3%，男多于女。

二、病理生理

右心发育不良综合征是由于肺动脉与三尖瓣的狭窄或闭锁，致使右心室狭小或仅存一潜在的腔隙，室壁增厚（图 3-3）。右心房的血经卵圆孔进入左房，出生后体循环血液为是混合血，左室的功能类似于单心室。

胎儿期由于独有的并行血管通道，右心发育不良时左心代偿增大，对胎儿血流动力学影响不大。由于肺动脉血流减少，可出现动脉导管内径狭窄，由降主动脉血流逆流入肺动脉。

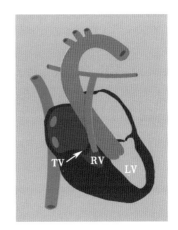

图 3-3　右心发育不良示意图

三、超声心动图检查

1．四腔心切面

（1）左、右心腔大小不对称，右心室腔狭小（图 3-4）。将左心室易误认为单心室。

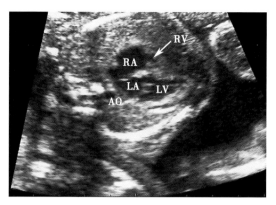

图 3-4　右心发育不良声像图

（2）三尖瓣狭窄或闭锁，三尖瓣瓣环缩小，活动受限，甚至瓣叶活动消失，代之以带状强回声。

（3）左心负荷加重，左房、左室大，主动脉扩张。

2. 右室流出道切面

（1）肺动脉内径缩小。

（2）肺动脉瓣狭窄或闭锁。

3. 三血管 - 气管切面

（1）三血管 - 气管切面显示肺动脉细窄，彩色多普勒血流显示动脉导管内的血液湍流来自降主动脉的逆流血流。

（2）动脉导管内径变细。

四、预后

需施行外科手术治疗。Fontan 手术的最终目的是消除患儿体 - 肺及心内分流，引导体静脉血入肺，重新恢复体 - 肺循环的串联循环状态，术后患儿的存活率及生理功能均得到提高。若不具备 Fontan 手术条件，施行减症手术可改善患儿的临床症状和延长生命。

第二节　单　心　室

一、概述

单心室（single ventricle，SV）是一种严重的复杂性先天性心脏病，由原始心室段发育异常形成的一组复杂畸形。心脏只有一个有功能的主心室腔，左右心房或共同心房经房室瓣口与主心室腔相通，可伴有或不伴残余心腔，多合并心房、心室、大动脉的连接异常或其他畸形。单心室有很多名称如单心室心脏、单心室型房室连接、心室双入口和原始心室等。单心室约占先心病的1.1%～4.3%,男女之比为2～4∶1,因其预后差大多数病例在出生后短期内即死亡。

二、病理解剖与分型

单心室指两个心房或一个心房和"单 心室"相连接,"单心室"确切地说即只有一个具有完整流入部(窦部)、小梁部及流出道部的心室,另一心室完全缺如或为不具有流出道的残存心室。

(一)Van Praagh 按单心室特征分型

A型:优势心室为左心室,残存心室为右室漏斗部(图3-5),占单心室的65%～78%。

B型:优势心室为右心室,残存心室为左室小梁部(图3-6),占10%～15%。

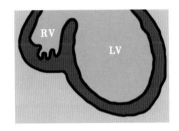 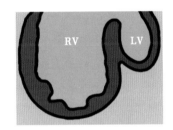

图 3-5　左室优势型　　　　　图 3-6　右室优势型

C型:原始室间隔缺如,左、右心室腔均发育,约占10%～15%。

D型:左、右心室流入部及室间隔均未发育。

在上述分型的基础上,单心室还有很多亚型,大约有16种之多。比如在房室连接上可以有双入口,右心房室连接缺如或左心房室连接缺如。心室与大动脉关系上可以一致或不一致,心房可以正位也可反位,因此在单心室的构成上可以存在很多的变异和复杂组合。

(二)Anderson、Becker 按心室和残余心腔分型

1. 双入口左室型　约占单心室的80%,其特征是心房多为正位(图3-7),少部分也可反位(图3-8)或异构(图3-9、图3-10),具有双侧房室连接,主心室为左室,残存心室为右室漏斗部,二者借球室孔相通,通常二组房室瓣不具有典型的二尖瓣及三尖瓣的形态特征,故称为左或右侧房室瓣。心室与大动脉的连接多不一致,即右侧的肺动脉起自位于右侧的左心室,左侧的主动脉起自残存的右心室,也可伴有心室双出口和永存动脉干等。

2. 双入口右室型　约占单心室的20%,心房常为反位(图3-11)或异构(图

3-12、图 3-13），少部分也可正位（图 3-14），主心室为右心室，残存心室为左室小梁部，心室与大动脉关系多为右室双出口，常合并无脾综合征。

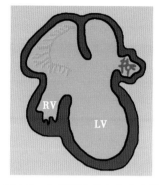

图 3-7　心房正位并左心室主腔

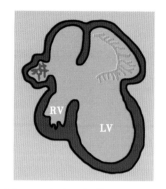

图 3-8　心房反位并左心室主腔

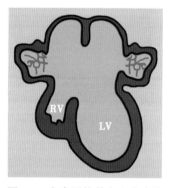

图 3-9　左房异构并左心室主腔

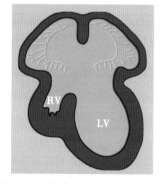

图 3-10　右房异构并左心室主腔

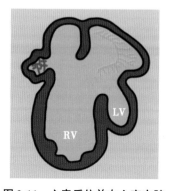

图 3-11　心房反位并右心室主腔

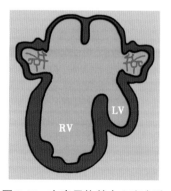

图 3-12　左房异构并右心室主腔

3．不定心室型　约占单心室的 5%。心室仅有一个腔，无残存心室，从心室形态结构上不能确定为左室还是右室，心房多反位（图 3-15）或异构（图 3-16、图 3-17），少部分也可正位（图 3-18），可有一组或两组房室瓣，多为心室双出口，单流出道者比较少见。

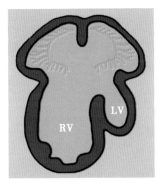

图 3-13　右房异构并右心室主腔

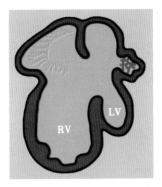

图 3-14　心房正位并右心室主腔

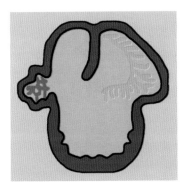

图 3-15　心房反位并单心室

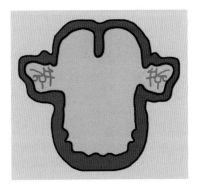

图 3-16　左房异构并单心室

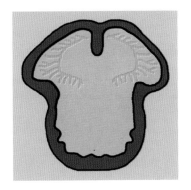

图 3-17　右房异构并单心室

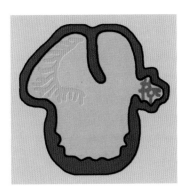

图 3-18　心房正位并单心室

三、病理生理

由于胎儿心血管系统有着独特的解剖生理特征，其肺循环也明显不同于成人，流经肺脏的实际血流量非常少，即使合并肺动脉与主动脉狭窄也不会出现肺动脉大量灌注而导致心力衰竭。但单心室多合并房室瓣发育异常，当反流严重时，可导致心脏扩大、心力衰竭。由于优势心室承担着体循环和肺循环的泵血工作，负荷较重，故心室腔变大，大小常为左、右心室之和，且室壁较厚。

四、超声心动图检查

（一）超声表现

1. 四腔心切面主要观察内容

（1）四腔心已失去左右基本对称的结构，表现为一个大的主心室腔，心室壁较厚，其旁存在一个较小的残存心室腔（图3-19）。

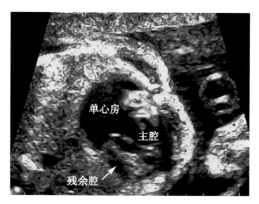

图3-19 单心室显示主心室腔和残余心室腔

（2）判断主心室的类型：通常右心室肌束较粗大，心内膜面粗糙，且具有节制索。左心室心内膜面较光滑。未定型心室形态特征不明显。

（3）残存心室，多位于主心室前方，两者之间有一小的肌嵴隔开，经球室孔相交通。残存心室如与血管相连则为输出腔，如不相连为小梁囊，极少部分单心室没有残存心室，如果合并房间隔缺损即为两腔心（图3-20）。

（4）房室瓣数量及功能：通过房室瓣启闭运动来观察房室瓣是两组瓣、共同房室瓣还是单组房室瓣伴一组房室瓣闭锁。可采用彩色多普勒血流来判断是一组房室瓣还是两组房室瓣，由于单心室的瓣叶多有发育不全和数目异常，有时不易区分所观察到的房室瓣是二尖瓣还是三尖瓣，可以称为"左侧"或"右侧"房室瓣。同时注意到，在心室舒张时两组瓣叶非常接近，几乎有相撞的感觉，这是由于两组瓣膜之间没有室间隔分隔，这也是诊断单心室的有力证据。

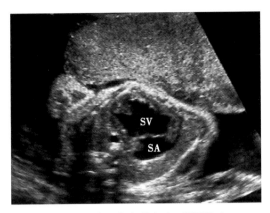

图3-20 单心室和单心房,即两腔心

2. 三血管切面 主要观察心室与大动脉的连接关系,大致有四种类型。

(1)正常心室与大动脉连接:即肺动脉起自较小的输出腔,主动脉起自主心室腔。

(2)大动脉转位:即主动脉起自小的输出腔,肺动脉起自主心室腔。可有右转位和左转位。

(3)双出口:两条大动脉均起自主心室腔(图3-21)。

(4)单一出口:一条大血管起自心室,另一条大血管闭锁。

大血管的辨认可以通过三节段分析法进行观察。主肺动脉行程短,自心室腔发出后,很快分为左右两支,而主动脉弓弯曲曲度小并有头颈部的三条分支。

3. 主、肺动脉是否狭窄和闭锁

(1)通过左室流出道和主动脉弓切面观察主动脉瓣有无狭窄或闭锁。

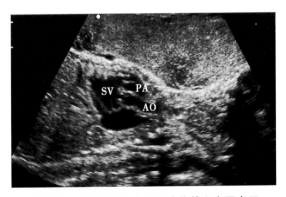

图3-21 同图3-20,为同一胎儿单心室双出口

(2)通过右室流出道、大动脉短轴及导管弓切面了解肺动脉和左右肺动脉有无狭窄或闭锁。

（二）检查技巧及注意事项

1. 首先要确定内脏及心房位置是正位还是反位（因为单心室多合并内脏反位、心房异构）。

2. 观察主心室的形态、功能。

3. 附属的残存心室的有无及其与主心室腔的位置关系。

4. 房室瓣形态、数量及功能。

5. 心室与大血管的连接关系及有无梗阻或闭锁。

五、单心室鉴别诊断

（一）室间隔与粗大肌束的鉴别

单心室是最易被检出的先天性心脏病之一，但是由于单心室内粗大的肌束常被误认为是室间隔而被漏诊。四腔心切面扫查时应注意将探头从心底部向心耳部做扇形扫查，随着探头的偏移，心室内粗大的肌束可以消失，而室间隔是不会消失的。彩色多普勒血流也有于助判断是否为单心室：正常心腔的血流由于被室间隔分隔开而形成两束血流，而单心室内虽然有粗大的肌束但它并不能像室间隔那样将血流分隔开，所以就形成了单心室的单束血流征象。

（二）巨大室缺与两组房室瓣的单心室的鉴别

前者有室间隔的残端，通常位于心腔中部，而单心室内的粗大乳头肌通常位于心室游离壁。

（三）三尖瓣闭锁

右心室发育极小的三尖瓣闭锁，易与带输出腔而仅有一组房室瓣的单心室相混淆，前者虽然三尖瓣的瓣叶无活动但有瓣环，瓣膜呈隔膜样组织，且心室腔内有室间隔。

六、预后与优生选择

本病预后很差，大多数病例出生后短期内即死亡，其中 76% 病例在出生后 6 个月内死亡，主要原因是心力衰竭和肺动脉高压，本病手术死亡率也很高，所以产前被诊断为单心室的胎儿应建议孕妇终止妊娠。

第三节　间　隔　缺　损

房间隔缺损

房间隔缺损（atrial septal defect，ASD）为最常见的先天性心脏病之一，约占出生后先天性心脏病的 17%。关于胎儿期 ASD 的分类，国内外学者观点不一

致。参考 Becker 等的分类法,将胎儿期 ASD 分为以下两类:

1. Ⅰ孔型缺损(或称原发孔型或部分型)。

2. Ⅱ孔型缺损(或称卵圆孔型或继发孔型)。

一、胚胎学

胚胎 4~6 周,在原始心房顶部背侧壁的中央出现一个薄的半月形矢状隔,称原发隔或第 1 房间隔,此隔沿心房背侧及腹侧壁渐向心内膜垫方向生长,在其游离缘和心内膜垫之间暂留通道,称为原发孔或第 1 房间孔,此孔逐渐变小,最后由心内膜垫组织向上凸起与原发隔游离缘融合而封闭。与此同时,在第 1 房间隔的右侧又发生一隔膜,也与心内膜垫相互融合,成为第 2 房间隔即继发隔。继发隔在生长过程中也留有一孔,称为卵圆孔(图 3-22)。卵圆孔的存在使右心房的血流入左心房。第 1 房间隔只有两层心内膜,犹如膜瓣遮住卵圆孔,称为卵圆瓣,以保证右房的血流入左房。约至第 8 周房间隔发育完全,若第 1 房间隔过度吸收则可引起出生后卵圆孔未闭。

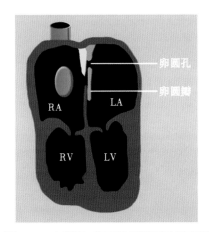

卵圆孔

卵圆瓣

RA　LA

RV　LV

图 3-22　房间隔、卵圆瓣及卵圆孔示意图

二、病理生理学

胎儿期富含营养的脐静脉血经静脉导管导入下腔静脉最后进入右心房,通过卵圆孔流入左心房供应全身的主要血液循环。出生后脐静脉闭合,从下腔静脉注入右心房的血液减少,右房压力减低,同时肺开始呼吸,大量的血液由肺静脉流入左心房,左心房压力增大,于是卵圆瓣紧贴继发隔,致使卵圆孔关闭。胎儿期卵圆孔是开放的,存在右向左的分流,与出生后小儿不同。

据文献报道卵圆瓣分为三型:Ⅰ型为平直型;Ⅱ型为半弧形;Ⅲ型为弧形。

Ⅱ型较Ⅰ型及Ⅲ型易闭合,Ⅰ型闭合率为 31%,Ⅱ型闭合率 56%,Ⅲ型闭合率为 21%。因此,不同卵圆孔类型与胎儿出生后是否闭合有关。有学者通过卵圆瓣以及卵圆孔底部大小追踪随访出生后卵圆孔闭合情况,不同孔径卵圆孔大小及卵圆瓣长度差异性较大,孔径的大小范围约 4.1～13.7mm,平均为 7.6mm,卵圆瓣长度为 5.5～26mm,平均为 10.8mm,而且随着孕周的增加而增加,因此说明卵圆孔及卵圆瓣有生长的趋势,而Ⅲ型卵圆瓣最长,弧度最大,最不易闭合。临床上有关继发性 ASD 产前超声不能轻易诊断,其原因为:

1. 卵圆孔是胎儿期正常血液循环通道。

2. 胎儿左右心房内压力相近。

3. 房间隔发育过程中间隔不连续以及房间隔菲薄。

4. 尤其是小的 ADS 超声难以显示。

卵圆孔早闭是胎儿发育中一种少见的病理异常,严重影响左心室发育,引起左心室发育不良。晚孕期胎儿由于肺血流量增加,卵圆孔早闭发病率最高,早闭的卵圆孔使心房间的右向左分流量减少,致使胎儿体循环障碍甚至死亡。

三、超声心动图检查

(一)超声表现

1. Ⅰ孔型房间隔缺损(原发孔型)

(1)房室间隔十字交叉部分消失,在胸骨旁四腔心切面可见房间隔下部与十字交叉间回声中断(图 3-23),缺损上缘与房间隔顶部之间可见房间隔样回声。

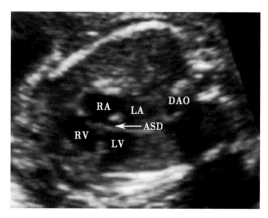

图 3-23　Ⅰ孔型房间隔缺损

(2)彩色多普勒血流显示房间隔下部右向左分流或左向右分流,分流靠近十字交叉。

2. 卵圆孔增大及卵圆瓣形态　在四腔心和双房切面观,表现为左心房可见较大的卵圆瓣,呈半圆形,回声纤细,随心动周期在左房内漂动,其活动度较大,卵圆孔瓣顶几乎靠近左房后壁,M型超声显示卵圆孔瓣的活动曲线呈现不规则性或异常。有学者认为,卵圆孔直径>8mm,作为继发孔型房间隔缺损的标准。

3.卵圆孔瓣消失　声像图表现为四腔心和双房切面观均不能显示卵圆瓣回声,M型超声不能显示卵圆瓣的活动性曲线。

4.卵圆孔提前关闭　卵圆孔部分或完全关闭时显示卵圆窝呈瘤状并凸向左心房(图3-24),彩色多普勒显示卵圆孔血流信号消失,频谱多普勒显示当卵圆孔血流速度明显增高时(图3-25),提示卵圆孔提前闭合,是胎儿期危急症。

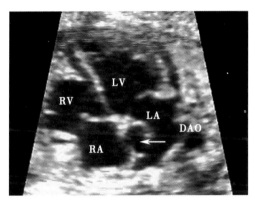

图3-24　卵圆孔提前关闭,箭头所指卵圆窝呈瘤样并凸向左房

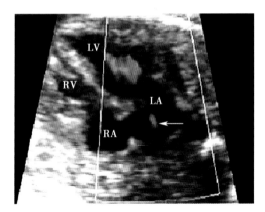

图3-25　同图3-24,为同一胎儿,箭头所指为CDFI示少量、快速血流从右房通过卵圆孔至左房

(二)房性心律失常

增大的卵圆孔或断裂的卵圆瓣可随心动周期撞击左房后壁或拍击左房壁引起房性心律失常,M型超声心动图显示房性期前收缩等。

四、预后

ASD 的预后主要取决于是否合并其他心脏畸形、心外畸形或染色体异常。原发孔型 ASD 常合并心脏或其他畸形，和（或）染色体异常，和（或）遗传综合征，其预后较差。单纯性 ASD 预后良好，约有 15% 继发孔型 ASD 于胎儿出生后 1～2 年内自然闭合，3 岁以上自然闭合者极少。ASD 几乎没有手术死亡率，但产前卵圆孔提前闭合时预后极差，据报道仅有少数存活。

室间隔缺损

室间隔缺损（ventricular septal defect，VSD）简称室缺，是一种较常见的先天性心脏病。单纯性室缺是临床上最常见的先天性心脏病，约占全部先心病的 1/4。大约超过半数的先心病合并室间隔缺损，故室缺在先心病的诊断中占有非常重要的地位。

一、病理解剖

根据外科手术的需要，室间隔缺损发生的部位分为三类（图 3-26）。

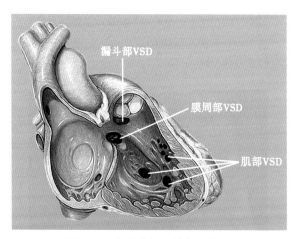

图 3-26　各类室间隔缺损示意图

（一）膜周部缺损

1. 单纯膜部缺损，为仅限于室间隔膜部本身的小缺损，缺损周边为致密的纤维组织。

2. 嵴下型缺损，缺损位于室间隔窦部和圆锥部之间，常在隔束的前后分支之间，因缺损位于右室流出道与流入道之间（图 3-27），希氏束走行于缺损的后下缘。

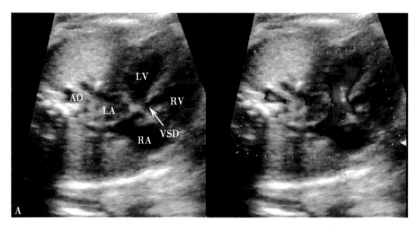

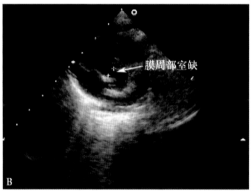

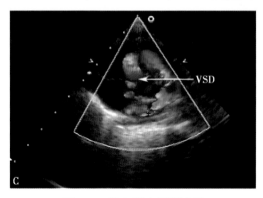

图 3-27 流入道室间隔缺损

注：A 图为胎儿流入道室缺；B、C 图证实新生儿膜周部室缺

3．隔瓣下缺损，缺损累及室间隔膜部及一部分窦部室间隔，位于圆锥乳头肌之后，三尖瓣隔瓣之下，由三尖瓣隔瓣瓣环构成室间隔缺损的上缘。

（二）漏斗部缺损

1．干下型缺损，缺损位于主肺动脉瓣下方，紧邻肺动脉瓣环，缺损上缘无肌组织而为肺动脉瓣或主动脉瓣，因为瓣环失去支持，故易发生肺动脉瓣或主动脉瓣脱垂和关闭不全。

2．嵴内型缺损，缺损位于室上嵴上方，肺动脉瓣下方，缺损上缘与肺动脉之间有肌组织分隔。

3．漏斗部室间隔缺损因缺损位置较高，分流的血可直接进入肺动脉。

（三）肌部缺损

位于室间隔肌部的缺损（图 3-28），出生后占室缺的 10%，有报道出生前检出率占室缺一半以上，出生后大多数闭合。

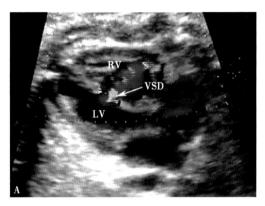

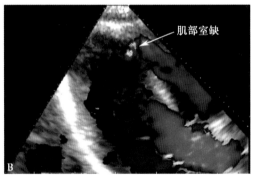

图 3-28　肌部室间隔缺损

注：A 图为胎儿肌部室缺；B 图证实新生儿肌部室缺

二、病理生理

在胎儿时期，肺呼吸尚未建立，肺血管阻力较大，由于生理上的需要，右心房的压力高于左心房才能使右房血液进入左房。在舒张期右心房内压是心腔内压力的至高点，右房血液可直接注入右心室。由于压力的关系，右心室舒张压也随之增高，甚至可略高于左心室。因此，如存在室缺，在舒张期可形成心室水平右向左分流,心室收缩早期仍然为右向左分流,而在收缩中晚期,左室收缩压迅速升高,左室压力开始高于右室,形成左向右分流。但由于两心室间的压力阶差较小,分流速度较低,分流量通常较小,左心容量负荷并不增加,左心并不增大。血流动力学改变取决于室间隔缺损的大小、部位、肺动脉压力。出生后肺血管阻力下降,出生后 6 个月左向右分流逐渐增加,肺循环血流量明显增加,左心扩大。

三、超声心动图检查

(一)超声表现

1. 四腔心切面左右心室比例正常。

2. 横位四腔心 CDFI 显示室间隔缺损处有右向左或左向右穿隔血流。

3. 左室流出道切面显示对合不良室缺(图 3-29)。

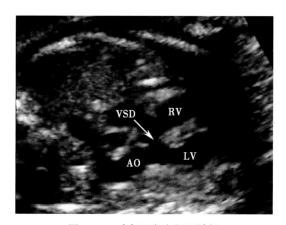

图 3-29　对合不良室间隔缺损

(二)检查技巧及注意事项

1. 心尖四腔心切面声束方向与室间隔平行,可出现室间隔膜部回声失落的伪像,此时应改变探头角度及配合彩色多普勒血流显像予以鉴别。

2. 未发现室间隔缺损并不能排除小的室间隔缺损存在。

3. 室间隔大缺损较易诊断,但应与单心室左室内异常粗大肌束鉴别。

4. 发现室间隔缺损时,应进一步探查有无合并其他复杂心脏病畸形存在。

四、预后

单纯性室间隔肌部小缺损不能轻易作出胎儿先天性心脏病的诊断,胎儿期心脏正处在一个快速发育和完善的阶段,其小的室间隔缺损在胎儿期乃至出生后可以自然闭合,未闭合者可手术治疗。近年来经皮穿刺室间隔缺损封堵术临床已广泛开展,手术创伤小,疗效良好。因此,对于胎儿单纯小的室缺建议孕妇定期随访观察,幼儿期多可闭合,对于较大的室缺建议产后手术治疗。

第四节　完全型大动脉转位

一、概述

完全型大动脉转位(transposition of the great arteries,TGA)是指心室与心房连接正常而大动脉与心室连接异常的病理状态,约占所有先天性心脏病的10%。由于主动脉起自右心室而位于心脏左前方,肺动脉起自左心室而位于主动脉左后方,经体循环回流至右心的静脉血进入主动脉,而经肺循环回流至左心的动脉血进入肺动脉,从而形成彼此独立而互不交通的体、肺两个循环。因此,两循环之间若无交通开口,则患儿生后不能存活(图3-30)。

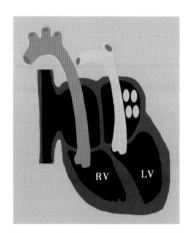

图3-30　完全型大动脉转位示意图

二、胚胎学及病理解剖

(一)胚胎发生机制

胚胎第5~7周,动脉干和心球开始分隔并旋转,此时如存在某种异常因素干扰,使动脉干不能进行正常的螺旋形扭转,二者仍呈直线型发展,则不能与正常的心室相连接,形成完全型大动脉转位。胚胎早期两侧半月瓣下方皆有圆锥部,正常时,左侧肺动脉圆锥继续发育,使肺动脉向左上生长,连接右室流出道,而右侧的主动脉圆锥渐渐消融,使主动脉向下沉降以连接左心室。发生本病时,上述发育顺序正好相反,左侧的肺动脉圆锥被消融,右侧的主动脉圆锥继续生长。因此,换位之后的肺动脉与二尖瓣之间无圆锥结构,两者呈纤维连续,主动脉与三尖瓣之间有圆锥部存在,而非正常的纤维连续。

（二）病理分型

完全型大动脉转位根据是否合并室间隔缺损及左室流出道梗阻可分为3型。

1．单纯型大动脉转位不伴室缺或伴有小于3mm室缺、卵圆孔未闭、房间隔缺损者,约占50%。

2．完全型大动脉转位伴有室间隔缺损者,约占40%～50%,合并继发孔型房间隔缺损者占10%～25%。

3．完全型大动脉转位伴有室间隔缺损及左室流出道梗阻型,约占25%,梗阻可发生于左室流出道的任何部位。

三、病理生理

胎儿时期大动脉转位不会出现明显的血流动力学变化,胎儿的生存发育多不受影响。来自胎盘的氧合血经由脐静脉和下腔静脉到达右房后,分成两个途径:大部分经由卵圆孔进入左房和左室,左心输出量由肺动脉泵出后,经由动脉导管和降主动脉分布至躯干和下肢;位于右房内的另一少部分血液,加上来自上腔静脉的血液进入右室,由主动脉泵出供应头颈部血管。房间隔处常常是双向分流,使比正常时有更多的氧合血能达到右室供应主动脉,所以使主、肺动脉内的血液氧差减小。在不伴有其他畸形的情况下,大多数大动脉转位的胎儿在宫内生长良好,甚至可能其他完全正常。出生后,由于卵圆孔与动脉导管闭合,大动脉转位的患儿如不存在体、肺两循环的异常交通则患儿必定死亡。因此,患儿如存在房、室、大动脉水平的分流,尚能维持血液循环间的血流量平衡。

四、超声心动图检查

（一）超声表现

1．四腔心切面正常或异常。

2．观察胎儿主动脉与肺动脉起始段是否呈交叉走行关系,正常胎儿主动脉自左室由右向左走行,肺动脉自右室由左向右走行,两者呈相互交叉位。完全性大动脉转位时主动脉、肺动脉失去正常的相互交叉位,而呈相互平行位(图3-31),这是产前超声筛查胎儿完全性大动脉转位的重要线索。

3．三血管切面位置排列异常,显示升主动脉位于肺动脉的右前方(图3-32)。

4．正常大血管短轴切面消失。

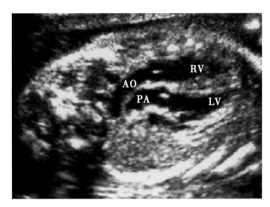

图 3-31　主、肺动脉起始呈平行排列

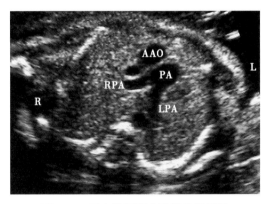

图 3-32　三血管切面大动脉位置异常

　　5. 追踪左、右室流出道切面可显示主动脉自右室发出位于肺动脉右前方，并由主动脉弓发出三根头颈部血管（图 3-33）。肺动脉由左室发出，其走行较短，很快分出左、右肺动脉分支（图 3-34）。

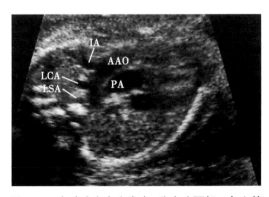

图 3-33　主动脉由右室发出，分出头颈部三条血管

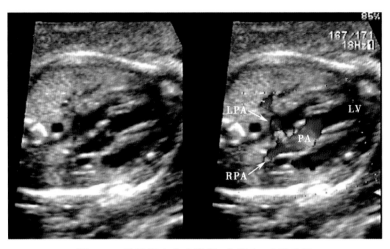

图3-34　肺动脉由左室发出，分出左、右肺动脉

6. 房室连接正常。

7. 大动脉转位合并肺动脉狭窄（图3-35）。

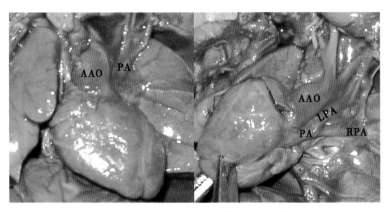

图3-35　大动脉转位并肺动脉狭窄病理解剖图

8. 彩色多普勒血流显示卵圆孔双向血流。

9. 部分大动脉转位合并室间隔缺损。

10. 主动脉瓣下存在肌性圆锥，肺动脉瓣下肌性圆锥部消失。

（二）检查技巧及注意事项

1. 单纯型大动脉转位时，心脏超声心动图多表现四腔心切面正常，因此仅做胎儿四腔心切面超声筛查，此型将会漏诊。

2. 除了四腔心切面检查外，同时要增加左、右室流出道切面，并且追踪其大血管分支。

3. 大动脉转位与右室双出口的鉴别诊断较为困难,当大动脉转位伴有室间隔缺损时更困难,因两者其主、肺动脉均为平行走行。右室双出口为主动脉、肺动脉均起自右室,并且肺动脉至少骑跨室间隔75%以上。

五、治疗与预后

完全型大血管转位在生理上形成两大循环不相通,是常见的发绀型先天性心脏病之一,其发生率仅低于法洛四联症,出生后预后与患儿体 - 肺循环是否存在交通及交通口大小密切相关,常见的交通部位为室间隔缺损、动脉导管未闭及合并卵圆孔未闭及房间隔缺损,未行治疗的患儿90% 于 1 岁内死亡。胎儿出生后可用大动脉调转术纠正治疗,根据外科要求和争取较好的疗效,外科手术治疗应越早越好,如条件允许最好出生后立刻手术。

第五节　矫正型大动脉转位

一、概述

矫正型大动脉转位(congenitally corrected transposition of the great arteries,CCTGA)是指心房正位,但是心室完全转位、主动脉和肺动脉也同时互换位置的解剖畸形(图 3-36)。此型心脏存在两个阶段的异常,但仍能完成心脏正常的生理功能,使上、下腔静脉血回流到右心房后,通过解剖左心室进入肺动脉进行肺循环;肺静脉血回到左心房后,通过解剖右心室进入主动脉进行体循环,因此称为矫正型大动脉转位,占先天性心脏病的1%。如果不伴有其他心内畸形,本

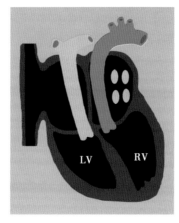

图 3-36　矫正型大动脉转位示意图
心房正位,心室左袢,大动脉左转

病患者可无临床表现，其生命周期同正常人无异。但事实上，大多数伴有其他先天性心内畸形。

二、胚胎学及病理解剖

正常原始心血管发育，心室朝向右侧弯曲称为心室右袢，结果使右心室位于右前方，左心室位于左后方。如果心室发育过程中不是向右而是向左弯曲，即称为心室左袢，使解剖右心室位于左侧成为体循环动脉的心室，解剖的左心室位于右侧成为体循环静脉的心室。大动脉的发育也异常，位置倒转，使肺动脉位于右后方，主动脉位于左前方。这样肺动脉仍接收来自体静脉的血液，主动脉则仍接收来自肺循环的血液，因而血流动力学并未受到明显影响。由于心室左袢连接反位，可导致以下3个结果。

（一）房室瓣反位

由于房室瓣总是与心室一致，故右侧房室瓣为二尖瓣，右侧心室为解剖左心室，肌小梁纤细。左侧房室瓣为三尖瓣，心室为解剖右心室，肌小梁粗大，三尖瓣常伴有关闭不全或下移畸形。

（二）冠状动脉反位

正常左前降支自左冠状动脉分出，沿室间沟下行。而在本病中，左前降支由右冠状动脉分出。

（三）传导系统反位

房室结希氏束和束支的位置均异常。正常位置的房室结不发出房室束，而是由右心耳的开口处发出，另一房室结"副结"发出房室束。由于房室束经室间隔上部的通路较长，易发生房室传导阻滞。心室的反位同时导致左右束支的反位，即左束支位于室间隔右侧，右束支位于室间隔左侧。心室除极方向也与正常相反，自右向左。

本病患者仅少数心脏功能完全正常，绝大多数伴有其他心脏畸形。最常见的为室间隔缺损和三尖瓣关闭不全，也可伴有房间隔缺损或心脏位置异常等。

三、病理生理

矫正型大动脉转位在无合并心内其他畸形的情况下，左、右两室的血流仍然按照正常的途径循环，所以不会引起明显的血流动力学改变。右房将血液送入解剖的左室，这个心室实际上是功能学右室，肺动脉是它的流出道；左房将血液排入解剖学右室，实际上是功能学左室，连接转位的主动脉。因而，从生理上这种畸形不会出现血流动力学异常。但本病多伴有其他心内畸形，而产生相应的病理生理改变及临床表现。此外，由于传导系统反位，胎儿出生后易发生各种心律失常，如房室传导阻滞、预激综合征等。

四、超声心动图检查

（一）超声表现

1. 房室连接不一致，房室瓣的隔叶和调节束均位于左侧心室腔内，表示这是解剖学的右室。左心房与右心室连接，右心房与左心室连接。

2. 两条大动脉平行排列，失去相互交叉关系。心室与大动脉连接不一致，主动脉起自于解剖右心室，肺动脉起自于解剖左心室。

（二）检查技巧及注意事项

1. 房室连接不一致　胎儿剑突下腹部横切面显示：下腔静脉位于脊柱的右前方，腹主动脉位于脊柱的左前方，肝脏位于右上腹，脾和胃位于左上腹，脾与胃和左心房在一侧，肝脏与右心房在一侧，以确定心房位置正常。心房反位时上述图像相反，即内脏反位时心房反位。四腔心切面观心室左袢，右心室位于心脏左侧，左心室位于心脏右侧，右侧房室瓣附着位置高为二尖瓣，左侧房室瓣附着位置低为三尖瓣，房室连接不一致。

2. 在无严重合并症时，矫正型大动脉转位易漏诊。因此诊断矫正型大动脉转位，超声检查应重点观察四腔心切面、左心长轴切面和两条大动脉的位置关系。

3. 心室-大动脉连接不一致　矫正型大动脉转位有两种连接方式：心房正位时，心室左袢，大动脉左转位；心房反位时，心室右袢，大动脉右转位（图3-37）。心室流出道切面，两条大动脉呈平行关系，主动脉在前，与形态学右室相连，肺动脉在后，与形态学左室相连。

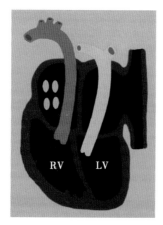

图 3-37　矫正型大动脉转位示意图
心房反位，心室右袢，大动脉右转

第六节　右室双出口

一、概述

右室双出口（double-outlet ventricle，DORV）是心室 - 动脉连接关系异常的畸形，指两条大动脉之一完全起自右心室，另一大动脉 75% 以上起自右心室。右室双出口是发绀型先天性心脏病中少见复杂畸形的一种，发病率占先天性心脏病总数的 5%。

二、胚胎学及病理解剖

（一）胚胎发生机制

正常左室流出道发育经过：

1. 在原始心管阶段，主动脉的前身在右侧，与心室的右半并排，肺动脉在左侧，与心室的左半并排。

2. 圆锥动脉干主动脉圆锥转至背部右心室的左上，肺动脉圆锥转至前右侧。

3. 圆锥动脉干旋转，圆锥动脉干的旋转完成，使圆锥动脉干的螺旋行径变小，大动脉呈盘旋上升状。

4. 主动脉圆锥逐渐吸收，最后主动脉与二尖瓣呈纤维连续，肺动脉圆锥也逐渐吸收，其近端消失，远端与右心室相连，圆锥间隔构成室间隔的肺动脉瓣下部分。

如果动脉圆锥的旋转、位移及吸收停顿或延迟，使两条大动脉均起自右心室，就形成右室双出口。

（二）病理解剖

右室双出口根据大动脉位置、室间隔缺损的位置及两者关系，变化较多。

1. 根据两组半月瓣、大动脉的相互关系分为 4 型。

（1）两者保持正常左右交叉关系，肺动脉主干在主动脉的左前方（占 54%），类似法洛四联症（图 3-38）。

（2）主动脉在肺动脉的右前方或正前方（12%），类似于完全性大动脉转位（图 3-39）。

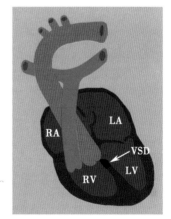

图 3-38　类似法四型右室双出口，箭头所示为室间隔缺损

（3）肺动脉在左侧，主动脉在右侧，两者呈并列关系（占 29%）（图 3-40）。

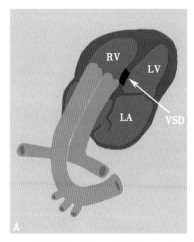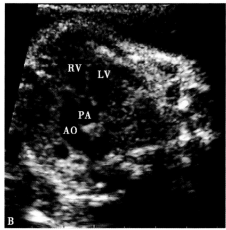

图 3-39　类似完全性大动脉转位型右室双出口声像图与模拟图对照，箭头所示为室间隔缺损

注：A、B 图分别为声像图与模拟图

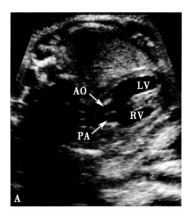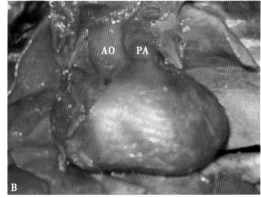

图 3-40　右室双出口两条大动脉起始段平行走行，声像图与病理解剖图对照

注：A、B 图分别为声像图与解剖图

（4）主动脉在肺动脉的左前方，类似于矫正型大动脉转位。

2．根据室间隔缺损位置分为 4 型。

（1）室间隔缺损位于主动脉干下型（图 3-41），最多见，发生率约 61%，主动脉开口和室间隔之间的距离差异较大，主要取决于主动脉移位的程度和主动脉下圆锥肌束的大小。室间隔缺损向下达三尖瓣隔瓣下，主动脉瓣和二尖瓣之间有纤维连续时，其毗邻关系同法洛四联症。

（2）室间隔缺损位于肺动脉干下型（图 3-42），发生率为 30%。室间隔缺损

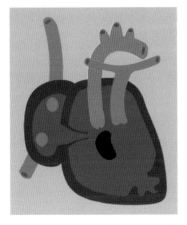

图 3-41　右室双出口，室间隔缺损位于主动脉干下

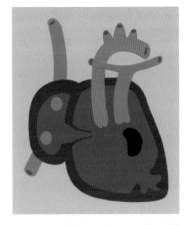

图 3-42　右室双出口，室间隔缺损位于肺动脉干下

上缘为肺动脉圆锥或肺动脉瓣环，后下缘为二尖瓣和三尖瓣之间的室间隔肌肉组织。肺动脉骑跨于室间隔缺损之上（Taussing-Bing 畸形）。

（3）室间隔缺损位于两条大动脉干下型之间（图 3-43），较少见，因室间隔漏斗部缺如或发育不全，使室间隔缺损靠近两条大动脉开口。当两组半月瓣均骑跨于室间隔之上时，也称双心室双出口。

（4）室间隔缺损远离两条大动脉型（图 3-44），发生率约为 5%，两条大动脉和室间隔缺损之间的距离为 30～50mm，室间隔缺损位于肌部或隔瓣后，室间隔缺损和动脉开口之间多有乳头肌、腱索及三尖瓣。

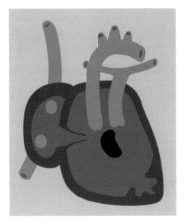

图 3-43　右室双出口，室间隔缺损位于两条大动脉干下之间

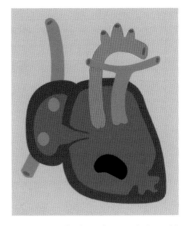

图 3-44　右室双出口，室间隔缺损远离两条大动脉

3. 根据 Van Praagh 的系统节段命名法，右室双出口可依据内脏与心房的关系、心房与心室的关系、主动脉与肺动脉的关系分类如下：

根据内脏与心房的位置，分为正位（简写为 S）、反位（简写为 I）。根据房室的连接，可分为右袢（简写为 D，右室在右侧，左室在左侧）、左袢（简写为 L，右室在左侧，左室在右侧）。

根据右室双出口的两条大动脉的相互关系分为右位（简写为 D，主动脉位于主肺动脉右侧或右前）、左位（简写为 L，主动脉位于主肺动脉左侧或左前）。最常见的右室双出口心脏位置正常，房室连接一致，主动脉位于主肺动脉右侧或右前，可简写为 SDD，以此类推，具体见表 3-1。

表 3-1　右室双出口的系统命名法（Van Praagh 法）

主动脉位置	主动脉右位							
缩写表示	SDD		ILD		SLD		IDD	
房室关系	一致		一致		不一致		不一致	
心房位置	正位		反位		正位		反位	
心室袢	右袢		左袢		左袢		右袢	
心脏节段示意图	RA	LA	LA	RA	RA	LA	LA	RA
	RV	LV	LV	RV	LV	RV	RV	LV
	A-P			A-P		A-P	A-P	
病理表现	SDD 心房正位，心室右袢，房室连接一致，右位主动脉，大动脉从右侧心腔发出		ILD 心房反位，心室左袢，房室连接一致，右位主动脉，大动脉从左侧心腔发出		SLD 心房正位，心室左袢，房室连接不一致，右位主动脉，大动脉从左侧心腔发出		IDD 心房反位，心室右袢，房室连接不一致，右位主动脉，大动脉从右侧心腔发出	
主动脉位置	主动脉左位							
缩写表示	SDL		ILL		SLL		IDL	
房室关系	一致		一致		不一致		不一致	
心房位置	正位		反位		正位		反位	
心室袢	右袢		左袢		左袢		右袢	
心脏节段示意图	RA	LA	LA	RA	RA	LA	LA	RA
	RV	LV	LV	RV	LV	RV	RV	LV
	P-A			P-A		P-A	P-A	
病理表现	SDL 心房正位，心室右袢，房室连接一致，左位主动脉，大动脉从左侧心腔发出		ILL 心房反位，心室左袢，房室连接一致，左位主动脉，大动脉从左侧心腔发出		SLL 心房正位，心室左袢，房室连接不一致，左位主动脉，大动脉从左侧心腔发出		IDL 心房反位，心室右袢，房室连接不一致，左位主动脉，大动脉从左侧心腔发出	

三、病理生理

右室双出口的血流动力学变化是多方面的，因左心室的唯一出口是室间隔缺损，本病必然存在室水平左向右分流，而主动脉发自右心室，又必然接受右心室的非氧合血。胎儿出生后有无发绀，一方面与缺损的大小即左心室出口是否通畅相关，一方面与主动脉口和室间隔缺损的距离有关。若主动脉与缺损的距离较近，且缺口足够大时，则主动脉的血大部分来自左心室。动脉血氧可接近正常，此时患儿血流动力学变化类似巨大室间隔缺损，如果不伴有肺动脉瓣狭窄，极易合并肺动脉高压。如果合并右室流出道和肺动脉狭窄，则血流动力学变化类似法洛四联症。右室流出道和肺动脉轻度梗阻时为左向右或双向分流，患儿无明显发绀，梗阻较重者发生持续性右向左分流，则患儿有严重发绀。

室间隔缺损位于肺动脉瓣下的病理生理类似大动脉转位血流动力学改变，主动脉不能得到左心室通过室间隔缺损分流的血液，其大部分进入肺动脉，所以肺动脉血氧高于主动脉。本型并发梗阻型肺动脉高压较早，系左心室血流直接冲击肺动脉致使肺小动脉内膜增生的结果。如果室间隔缺损均远离两根大动脉，主动脉血氧高低取决于缺损口血流层流的方向。当左心室分流的血流偏向主动脉时，主动脉血氧高于肺动脉。反之，偏向肺动脉时，主动脉血氧将低于肺动脉。

四、超声心动图检查

（一）超声表现

1．主动脉和肺动脉均起源右心室。

2．常伴有室间隔缺损使两个心室相互沟通。

3．主动脉与二尖瓣之间没有纤维连接，两个半月瓣在同一平面上。

（二）检查技巧及注意事项

1．大动脉起源走行异常　在左心室长轴切面上可见两条大动脉呈平行关系，均起源于右心室，或者一条大动脉完全起源于右心室，另一条75%起源于右心室。二尖瓣和半月瓣之间无纤维连接，而呈略强回声团块的肌性圆锥。在左心室长轴切面基础上，探头向胎儿足侧移动，声束向右肩倾斜，可清楚显示两条大动脉呈平行关系。主动脉主干长，分出3支头臂干动脉后，主干依然存在，成为降主动脉；肺动脉主干短，分为左右肺动脉后，主干消失。提高探头频率在两条大动脉半月瓣环上方仔细寻找冠状动脉开口，有冠状动脉开口的一般是主动脉。大动脉短轴切面，肺动脉长轴围绕主动脉根部短轴图像消失，两条大动脉均呈短轴，探头向头侧侧动两条大动脉半月瓣均呈短轴双环征，二者呈并列关系，最常见主动脉瓣位于肺动脉瓣右侧，也可位于肺动脉右前方、右后方、左前方、正前方等。当合并肺动脉狭窄时,肺动脉内径小于升主动脉内径;当合并肺动脉高压时,肺动脉内径大于升主动脉内径。

2. 室间隔缺损　左心室长轴切面室间隔回声中断。

五、预后

右室双出口预后差,多数出生后早期死亡,外科手术可以提高生存率,但手术的难易度和成功率取决于有无肺动脉狭窄和室间隔缺损与大动脉的关系,并发症多,因此应建议孕妇终止妊娠。

第七节　法洛四联症

一、概述

法洛四联症(tetralogy of Fallot,F4)是最常见的发绀型先天性心血管畸形。1888 年 Fallot 首次系统阐述了该病的主要病理改变,包括室间隔缺损、主动脉骑跨、肺动脉狭窄、右心室肥厚(图 3-45)。

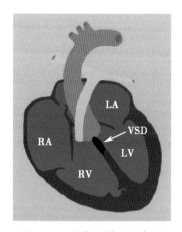

图 3-45　法洛四联症示意图

二、胚胎学及病理解剖

(一)圆锥动脉干发育异常

圆锥动脉干是原始心管的最前端部分,开始时是单腔直筒形结构,以后原始管腔内纵壁发生两条隆起,称为圆锥动脉嵴,后者相互汇合形成纵形间隔,将圆锥动脉干分成两个平行的管道,继之圆锥动脉干逆时针转位 110°。主动脉瓣下圆锥旋至肺动脉圆锥的左后方，并吸收缩短，与二尖瓣前叶呈纤维样延续。如果圆锥动脉干分隔不均，则造成肺动脉缩窄。主动脉增宽为圆锥动脉干扭转不充分，主动脉瓣不能充分向肺动脉瓣的左后方向移动，以至主动脉未能完全与左心室沟通，而骑跨于室间隔之上。此时，室间孔不能闭合而残留主动脉瓣下室间隔缺损。右心室肥厚乃后天继发而来。其病理解剖学表现如下：

1. 右室流出道漏斗部缩窄　漏斗部缩窄是典型的法洛四联症的特征。右心室前壁、隔束、壁束及室上嵴环抱形成漏斗部缩窄口，此缩窄口和肺动脉瓣之间形成第3心室，大小与漏斗部间隔发育程度相关。发育较好时缩窄口位置低，第3心室则较大，发育较差时第3心室偏小，发育不全甚至缺失者则形成弥漫性管性缩窄。如漏斗部室间隔与前方的右心室游离壁融合在一起，则形成漏斗部闭锁。肥厚并向前向左移位的壁束一般由一条或几条从漏斗隔向前、向下、向右延伸至右心室游离壁的肌束所组成。若漏斗隔的部分壁、隔束向下延伸达肥厚调节束与游离壁相连接，则形成低位漏斗部缩窄。小的第3心室和管状缩窄的心内膜常发生纤维化和增厚，有的甚至形成纤维环。

2. 肺动脉瓣狭窄　3/4病例有不同程度肺动脉瓣膜狭窄，其中约2/3为两瓣畸形，瓣叶增厚、交界粘连，导致瓣叶活动受限及瓣口狭窄，严重时瓣叶融合成幕状，瓣口似针孔样。部分病例瓣膜发育极差，仅遗留有瓣叶残迹，称为肺动脉瓣缺如。漏斗部狭窄合并肺动脉瓣缩窄时，肺动脉瓣近侧可呈纤维环样狭窄而没有第3心室。

3. 肺动脉瓣环缩窄　瓣环与漏斗部相似，正常时为一肌性结构，在心搏周期中口径有舒缩变化。法洛四联症的肺动脉瓣环径小于主动脉瓣环径，并因纤维化而增厚，失去舒缩性。瓣环大小与第3心室大小相关，第3心室较大时肺动脉瓣环很少狭窄，反之则缩窄较重，漏斗部呈管状缩窄时，瓣环可严重缩窄。

4. 肺动脉主干及分支缩窄　法洛四联症的肺动脉主干几乎都较主动脉狭小，弥漫性右室流出道发育不全者其缩窄程度更显著，肺动脉主干内径小于主动脉的1/2，主干缩短，而分叉较早。法洛四联症的肺动脉分叉通常不成"Y"字形，主干几乎直接延续为左肺动脉，右肺动脉则以直角起自主干，约10%患者存在分叉处缩窄。偶尔有特殊的肺动脉畸形，如局限性单一或多发性缩窄、一侧肺动脉缺如等。

（二）室间隔缺损

由于漏斗隔向上、向前、向左移位，未能占据室间隔上部而形成大的室间隔缺损。典型的法洛四联症的室间隔缺损位于主动脉瓣下，邻近或累及膜部间隔，但与通常的膜部室间隔缺损不同，此缺损上缘为漏斗部间隔，下缘达三尖瓣环，少数室间隔缺损呈肺动脉瓣下型缺损。

（三）主动脉骑跨

主动脉根部旋转、扩大、较正常前移。其开口骑跨在两心室之上。由于升主动脉较正常前移，常部分遮盖较细的肺动脉。主动脉右移至右心室之上是法洛四联症的特点，骑跨程度一般在 50% 左右。

主动脉骑跨与主动脉根部不同程度的顺时针向转位（从下向上看）有关，旋转使得无冠状瓣向右、后上移位构成室间隔缺损的后上缘，并与二尖瓣前瓣根部分离，严重病例纤维连接中断，故无冠状瓣恰位于漏斗部间隔壁束下方。主动脉左冠状瓣向右旋转，与二尖瓣前叶的连续增多。有时本应位于上方的右冠状瓣向左移位，严重者可位于室间隔缺损前上缘漏斗部间隔的隔束下方。

主动脉根部骑跨及顺时针方向转位程度与右室流出道发育不全及漏斗部间隔的偏离有关。当这些变化轻微时，如单纯的漏斗部低位狭窄，对主动脉的影响亦轻微。当右室流出道弥漫性发育不良伴有严重移位的漏斗部间隔及肺动脉开口向左移位时，则主动脉明显转位并右移。主动脉骑跨程度 >90% 时（也有学者认为大于 50%），则应考虑为右室双出口。

（四）右心室增厚

法洛四联症的右心室壁胎儿期常无增厚。出生后随年龄增长肥厚渐加重，与肺动脉缩窄及心室水平分流有关。

（五）合并畸形

法洛四联症常合并的畸形有右位主动脉弓、房间隔缺损、永存左上腔、右室双出口、动脉导管未闭、冠状动脉畸形等。当主动脉骑跨率超过 75% 时，应考虑为右室双出口。

三、病理生理

法洛四联症胎儿不会出现明显的血流动力学改变，因为胎儿体循环与肺循环压力基本相等。即使存在严重的肺动脉狭窄或闭锁，右心室血液可以通过室间隔缺损，经左心室、主动脉弓、降主动脉供应躯体和下肢，由降主动脉血流反流到动脉导管供应肺动脉。因此胎儿可以正常发育，右心室壁可以不肥厚或很少增厚。出生后的病理生理学变化主要取决于肺动脉缩窄程度、室间隔缺损的大小以及体循环的阻力。肺动脉缩窄越严重，室间隔缺损越大则右向左分流越重。肺动脉重度缩窄时，肺血明显减少，右心室血大部分通过室间隔缺损进入骑跨的主动脉，使动脉的血氧饱和度明显下降，患儿发绀严重。肺动脉中度缩窄或因病情发展，肺动脉阻力与体循环阻力相等时，右向左分流减少，发绀可减轻。肺动脉轻度缩窄时则以左向右为主分流，血流动力学变化如同单纯的大室间隔缺损，即肺血流量增加，左心室容量负荷过重，此时患儿发绀很轻或无，称为无发绀型法洛四联症。肺动脉缩窄越重，主动脉骑跨就越明显，但是左向右分流主要取决于肺动脉缩窄程度,而不取决于主动脉的骑跨。持续的低氧血症,刺激骨髓造血系统,使患儿红细胞增多,异常的红细胞增多导致血液黏滞度增加,毛细血管血流流速降低,加重组织缺氧。

四、超声心动图检查

(一)超声表现

1. 四腔心切面大多数正常或右室略大。

2. 左室长轴或五腔心切面主动脉瓣下室间隔缺损(图3-46)。

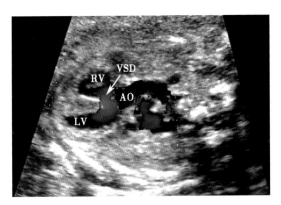

图3-46 主动脉瓣下室间隔缺损

3. 主动脉骑跨于室间隔之上(图3-47)。

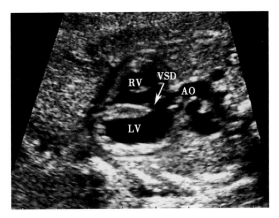

图3-47 主动脉骑跨于室间隔之上

4. 右室流出道狭窄或肺动脉瓣狭窄,肺动脉内有反向血流或双向血流(图3-48)。

5. 肺动脉内径/主动脉内径比率<0.6。

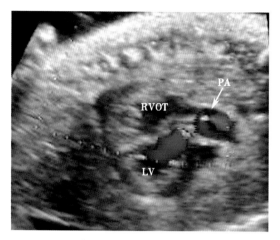

图 3-48　肺动脉瓣狭窄示肺动脉内双向血流

6. 动脉导管内双向或反向血流（图 3-49）。

7. 主动脉与二尖瓣有纤维连续。

8. 三血管切面显示肺动脉、主动脉和上腔静脉位置关系基本正常。

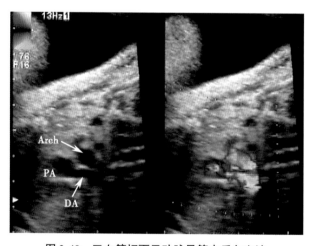

图 3-49　三血管切面示动脉导管内反向血流

（二）检查技巧及注意事项

1. 法洛四联症室间隔缺损 95% 以上位于心室流出道处，但四腔心切面观室间隔可以显示连续，这是造成法洛四联症产前超声检查漏诊的主要原因之一，在左室流出道切面可清晰显示室间隔缺损及主动脉增宽骑跨征象。

2. 法洛四联症在胎儿早期以室间隔缺损和主动脉骑跨为主要诊断依据，晚期可能出现右室流出道或肺动脉狭窄。因此胎儿期法洛四联症早期与晚期发病存在一个不同节段过程,要追踪随访,诊断要客观如实反映病理改变。

3. 三血管-气管切面对法洛四联症的诊断有重要意义,法洛四联症时三血管-气管切面显示主肺动脉缩小,升主动脉扩张,这些表现随孕龄增加而愈加明显。升主动脉前移,合并或不合并主肺动脉后移,彩色血流显像肺动脉经动脉导管进入降主动脉可与室间隔缺损并肺动脉闭锁相鉴别。若合并动脉导管缺如,声像图上肺动脉与降主动脉间无连接。

4. 法洛四联症常合并右位主动脉弓、房间隔缺损、永存左上腔静脉、右室双出口及动脉导管缺如等。

五、预后

法洛四联症是最常见的发绀性先心病,患儿不手术的死亡率一年内为 25%,3 年内 40%,10 年内 70%,死亡的常见原因为缺氧发作,出生后应尽早做一期纠治术。对继续孕育胎儿者,应建议定期随访。

第八节　永存动脉干

一、概述

永存动脉干(truncus arteriosus,Tr)又称共同动脉干,是指自心底部仅发出单一大动脉的先天性心脏畸形,其特点为体循环、肺循环、冠状动脉均起源于共同动脉干。动脉干下仅有一组半月瓣,它可以是 3 个瓣叶,也可以是 2 瓣或 4 瓣畸形。本病占所有先天性心脏病的 0.4%~2%,为一种严重性致命性心血管畸形,预后极差。如不及时手术治疗,80% 于出生后 3 个月内死亡。

永存动脉干需与假性动脉干相鉴别,假性动脉干是指肺动脉干闭锁被纤维索替代或完全缺如的一种畸形。

二、胚胎学及病理解剖

永存动脉干是由于原始心管的心球间隔发育缺陷,导致原始动脉干未能分隔成主动脉和肺动脉,原始动脉干间隔完全缺如或部分存在。在胚胎过程中,如果第 6 对鳃动脉弓从原始动脉干远端正常地发出分支,而主肺动脉间隔发育停止,就会形成 I 型动脉干;若有其他鳃动脉发育不良则造成其他类型的共同动脉干。

永存动脉干的病理解剖起源于心室的共同动脉干,只有一组半月瓣,瓣膜也可以是一叶或六叶不等,但仍以三叶常见,瓣膜可以增厚,发育不良,狭窄、关闭不全或二者兼有。

　　原始心球间隔发育障碍必然导致肺动脉圆锥和膜部室间隔的发育异常。最常见的是漏斗部室间隔缺损,共同动脉干骑跨于大的室间隔缺损之上,大多数骑跨在左右室之间,两侧相等,少数共同动脉干偏向一侧发出。

　　共同动脉干的冠状动脉开口异常者占一半。一般起源位置较正常位置高,常有粗大的右冠状动脉分支,横跨在左心室前降支之上。

　　本病约 50% 合并有其他心内畸形,如动脉导管未闭、房间隔缺损、右位主动脉弓等。

三、病理生理

　　胎儿时期,如果共同动脉干不合并其他心内畸形,其血流动力学变化与共同动脉干的半月瓣正常与否有关。如果半月瓣正常,两侧心室的血液混合后由共同动脉干排出。一般情况下,肺动脉压力与动脉干内压力相近,不会产生严重的血流动力学改变。但如果合并有共同动脉干的瓣膜关闭不全,产生大量的反流,则容易导致严重的心功能不全,预后不良。

　　胎儿出生后的血流动力学变化将受肺动脉缩窄存在与否及肺血管阻力高低的影响。当肺动脉粗大、肺血管阻力较小时,以左向右分流为主,则肺血流量明显增多,导致右心室容量性负荷过重,心室肥厚扩大。在婴儿期即出现慢性心力衰竭,由于肺血较多,发绀并不明显。当伴有肺动脉缩窄或发育不良时,肺血管阻力加大,左向右分流减少,肺血仅有轻度增加或趋于正常,心力衰竭相对减轻,但右心室压力增高的同时产生右向左分流,患儿活动时发绀明显。此型预后尚可。

　　永存动脉干分型复杂,本文仅介绍传统分型。Collet-Edwards 于 1949 年根据肺动脉的起始位置不同将本病分为 Ⅰ、Ⅱ、Ⅲ、Ⅳ 4 型:

　　1. Ⅰ型　约占 50%。有短的肺动脉总干自动脉干近端发出,再分为左右肺动脉(图 3-50)。

　　2. Ⅱ型　约占 1/3。左右肺动脉共同开口或相互靠近,直接从动脉干后方发出(图 3-51)。

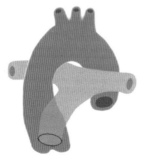 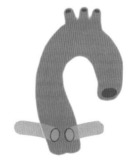

图 3-50　永存动脉干Ⅰ型　　　图 3-51　永存动脉干Ⅱ型

3．Ⅲ型　约占 10%。左右肺动脉均从动脉干发出，但两者间距较大（图 3-52）。

4．Ⅳ型　占 11%。左或右肺动脉起源于胸、降主动脉或一支缺如（图 3-53）。

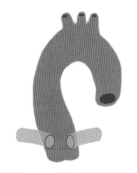 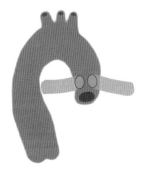

图 3-52　永存动脉干Ⅲ型　　　　图 3-53　永存动脉干Ⅳ型

四、超声心动图检查

（一）超声表现

1．左室长轴切面或心尖五腔心切面均可显示室间隔缺损位于共同动脉干下，粗大的动脉干骑跨于左右心室之间（图 3-54），胎儿左右心室对称，但也可以偏向于右心室或左心室，彩色血流显像显示左右心室血流收缩期共同进入动脉干（图 3-55）。

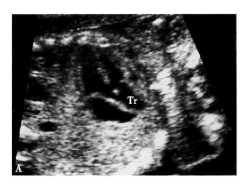 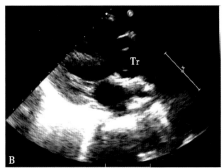

图 3-54　共同动脉干

注：A 图为胎儿共同动脉干骑跨左右心室；B 图证实新生儿共同动脉干

2．多切面只能探及一组半月瓣，并且共同动脉干瓣叶增厚、狭窄、瓣叶脱垂或反流。

3．肺动脉或分支起自于共同动脉干。

4．主动脉弓由共同动脉干发出。

5．多无动脉导管。

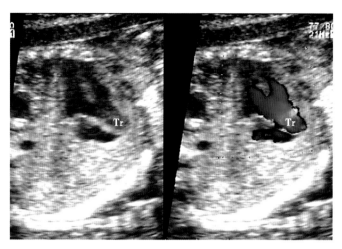

图 3-55　左、右心室的血共同进入动脉干

6. 永存动脉干的分型

Ⅰ型永存动脉干在心室流出道长轴切面或大动脉短轴切面可见短的肺动脉干从动脉干的左后侧分出。

Ⅱ型永存动脉干在主动脉弓切面位于弓部弯曲侧可见两个环状结构，即左右肺动脉在动脉干的起始部，适当调整探测角度可清晰显示左右肺动脉从动脉干后壁发出的开口（图 3-56、图 3-57），左肺动脉开口略高于右肺动脉。

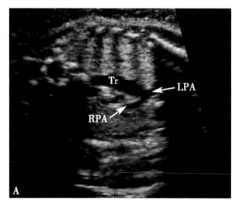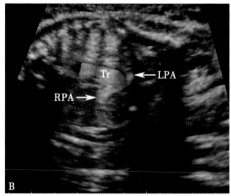

图 3-56　永存动脉干Ⅱ型

注：A、B 图分别为二维及彩色多普勒血流图

Ⅲ型永存动脉干左、右肺动脉分别从动脉干发出，起始部位相距较远，多不能在同一切面显示。

Ⅳ型永存动脉干左或右肺动脉起源于胸、降主动脉或一支缺如，还可以表现为一支肺动脉起自动脉干，另一侧肺动脉缺如，该侧肺血由侧支动脉供应。

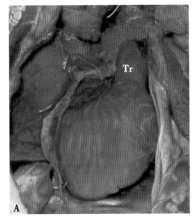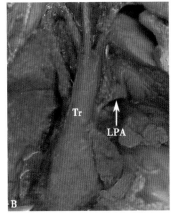

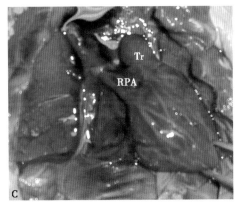

图 3-57　永存动脉干Ⅱ型
注：A、B、C 图为图 3-56 胎儿病理解剖图

7. 合并心内外畸形　右位主动脉、主动脉弓发育不良或缩窄、房间隔缺损、单心室、两腔心、永存左上腔静脉、三尖瓣狭窄、二尖瓣闭锁等畸形，还可合并心外畸形如骨骼畸形、肠旋转不良、泌尿系统畸形等。

（二）检查技巧及注意事项

1. 大部分永存动脉干下室间隔缺损四腔心切面能够发现，但极少数病例四腔心切面室间隔缺损可能漏诊。

2. 法洛四联症与永存动脉干及室间隔缺损型肺动脉闭锁的鉴别在于法洛四联症的右心室、右室流出道及肺动脉存在连接关系。室间隔缺损型肺动脉闭锁流出道间隔与右室流出道漏斗部游离壁融合，大多数室间隔缺损的后下缘为二尖瓣与三尖瓣环的连接。永存动脉干右室流出道缺如，无肌性流出道回声，二尖瓣与动脉瓣有纤维连接，三尖瓣与动脉瓣间无直接纤维连接。实际工作中依据上述特点对室间隔缺损型肺动脉闭锁与永存动脉干的区别是困难的，但结合观察肺动脉的起始部则容易区别。

3. 法洛四联症、室间隔缺损型肺动脉闭锁及永存动脉干均存在室间隔缺损与大动脉的骑跨，三者容易混淆，法洛四联症有右室漏斗部狭窄及右室与肺动脉的连接与后两者容易区别，室间隔缺损型肺动脉闭锁与永存动脉干的鉴别主要是寻找肺动脉的起始部及肺脏的血供来源，有时两者难于区别，但这并不影响胎儿结局，因为这两种胎儿畸形均预后不良。

五、预后

永存动脉干是严重致死性心脏畸形，多在生后 6 个月内死亡。产前检出的永存动脉干胎儿均应建议终止妊娠。

主要参考文献

1. Peter Twining, Josephine M Mchugo, David W Pilling. 胎儿产前诊断教程. 李胜利, 戴晴, 李辉, 等主译. 北京: 人民军医出版社, 2009.

2. 周永昌, 郭万学, 王燕等. 儿科超声. 北京: 人民军医出版社, 2010.

3. 杨思源. 小儿心脏病学. 北京: 人民卫生出版社, 2005.

4. 陆国辉. 产前遗传病诊断. 广州: 广东科技出版社, 2002.

5. 严英榴, 杨秀雄, 沈理. 产前超声诊断学. 北京: 人民卫生出版社, 2003: 296-302.

6. 李树林. 哈尔滨市 17 577 名中小学生先天性心血管病调查. 中华心血管杂志, 1984, 3: 203.

7. 李树林. 先天性心脏病的遗传与咨询. 中华儿科杂志, 1987, 1: 27.

8. 周永昌, 郭万学. 超声医学. 第 4 版. 北京: 科学技术文献出版社, 2003.

9. Sklansky M, Shaughnessy R, Lucas V, et al. A comparison of fetal ECHO in University and Health Maintenance Organization settings. Pediatr Cardiol, 2000, 21: 234-239.

10. 李治安. 临床超声影像学. 北京: 人民卫生出版社, 2002.

11. 刘延玲, 熊鉴然. 临床超声心动图. 北京: 科学出版社, 2001.

12. 董凤群, 赵真. 先天性心脏病实用超声诊断学. 北京: 人民军医出版社, 2005.

13. Peter W Callen. 妇产科超声学. 常才, 戴晴, 谢晓燕, 等主译. 北京: 人民卫生出版社, 2010.

14. 李胜利. 胎儿畸形产前超声诊断学. 北京: 人民军医出版社, 2006.

15. 接连利, 吴茂源, 刘清华. 胎儿心脏超声诊断学. 北京: 北京大学医学出版社, 2003.

16. Gregg NM. Congenital cataract following German measles in the mather. Aust NZJ Ophthalmol, 1941, 19: 267.

17. Fabro S, Scialli AR. Drug and chemical action in pregnancy. New York: Marcel-Dekker, 1986: 239.

18. Moore KL, Persaud TVN. The Developing Human: Clinically Oriented Embryology. 6th ed. Philadelphia: WB Saunders, 1998.

19. Diav-Citrin O, Ornoy A. Advers Environment and Prevention of Early Pregnancy Disorders. Early Pregnancy: Biology and Medicine (vol. 4). Cherry Hill NJ, SIEP Publications, 2000: 5.

20. Hershkovitz R, Sheiner E, Mazor M. Ultrasound in obstetrics: a review of safety. Eur J Obstet

Gynecol Reprod Biol，2002，101：15.

21. Barnett SB. Recommendation on the safe use of ultrasound. Paper presented at Proceedings of the Symposium on Safety of Ultrasound in Medicine. WFUMB（World Federation for Ultrasound in Medicine and Biology），1998.

22. Barnett SB，Rott HD，ter Haar GR，et al. The sensitivity of biological tissue to ultrasound. Ultrasound Med Biol，1997，23：805.

23. Kossoff G. Contentious issues in safty of diagnostic ultrasound. Ultrasound Obstet Gynecol，1997，10：151.

24. Rott HD. Clinical Safety Statement for Diagnostic Ultrasound. Tours，France，European Federation for Societies for Ultrasound in Medicine and Biology，1998.

25. Zhu J，Lin J，Zhu Z，et al. Effects of diagnostic levels of color Doppler ultrasound energy on the cell cycle of newborn rats. J Ultrasound Med，1999，18：257.

26. Lyons EA，Dyke C，Toms M，et al. In utero exposure to diagnostic ultrasound：a 6-year follow-up. Radiology，1988，166：687.

27. Stark CR，Orleans M，Haverkamp AD，et al. Short- and long-term risks after exposure to diagnostic ultrasound in utero. Obstet Gynecol，1984，63：194.

28. Lele PP. No chromosomal damage from ultrasound. N Engl J Med，1972，287：254.

29. Ang ES Jr，Gluncic V，Duque A，et al. Prenatal exposure to ultrasound waves impacts neuronal migration in mice. Proc Natl Acad Sci U S A，2006，103：12903.

30. Letinic K，Zoncu R，Rakic P. Origin of GABAergic neurons in the human neocortex. Nature，2002，417：645.

31. Merritt CR. Ultrasound safty：What are the issues? Radiology，1989，173：304.

32. Kremkau FW. Diagnostic Ultrasound：Principles and Practic. 7th ed.Philadelphia：WB Saunders，2006.

33. Jack Rychik，Nancy Ayres，Bettina Cuneo，et al. American Society of Echocardiography Guidelines and Standars for Performance of the Fetal Echocardiogram. Journal of the American Society of Echocardiography，2004，17：804-810.

34. 乐杰. 妇产科学. 第6版. 北京：人民卫生出版社，2008：1-50.

35. Jodi M Barboza，Nafisa K Dajani，Lana G Glenn，et al. Prenatal diagnosis of congenital cardiac anomalies：A practical approach using two basic views. RadioGraphics，2002，22：1125-1138.

36. Bronshtein M，Gover A，Zimmer EZ. Sonographic definition of the fetal situs. Obstet Gynecol，2002，99：1129-1130.

37. 吴瑛，王慧芳，熊奕，等. 胎儿心脏位置异常的超声诊断. 中国医学影像技术，2005，22（2）：202-203.

38. Carvalho JS，Ho SY，Shinebourne EA. Sequential segmental analysis in complex fetal cardiac abnormalities：a Logical approach to diagnosis. Ultrasound Obstet Gynecol，2005，26：105-111.

39. 李治安. 复杂性先心病的系统诊断. 中国医学影像技术，2001，17（5）：395-397.

40. 张玲. 胎儿超声心动图的研究与应用进展. 国外医学妇产科学分册，2004，31（5）：283-285.

41. Bernasconi A，Azancot A，Simpson JM，et al. Fetal dextrocardia：diagnosis and outcome in two tertiary centres. Heart，2005，91（12）：1590-1594.

42. Van Praagh R，Van Praagh S，Vlad P，et al. Diagnosis of the anatomic types of congenital dextrocardia. Am J Cardial，1965，15（3）：234-237.

43. Yagel S，Cohen SM，Achiron R. Examination of the fetal heart by five short-axis views：a proposed screening method for comprehensive cardiac evaluation. Ultrasound Obstet Gynecol，2001，17：367-369.

44. Van Praagh R. The segmental approach to diagnosis of congenital heart disease//Van Praagh R. Birth defects：original article series. Baltimore：Williams Wilkins，1972：4-23.

45. 刘玉清. 先天性心脏病诊断的节段分析法. 中华放射学杂志，1998，32（8）：529.

46. 田志云，詹姆斯·休塔. 胎儿超声心动图手册. 上海：同济大学出版社，1994：8-51.

47. 李胜利，文华轩. 胎儿超声断层解剖模式图设计与应用：四腔心切面与上腹部横切面联合判断胎儿心脏位置异常. 中华医学超声杂志（电子版），2009，6（6）：989-1000.

48. Siew Yen Ho，Michael L Rigby，Robert H Anderson. 先天性心脏病超声解剖学图谱. 马小静，译. 北京：人民卫生出版社，2009：167-189.

49. Comstock CH. Normal fetal axis and position. Obstet Gynecol，1987，70（2）：255-259.

50. Shipp TD，Bromley BB，Hornberger LK，et al. Levorotation of fetal cardiac axis: a clue for the presence of congenital heart disease. Obstet Gynecol，1995，85：97-102.

51. Crane JM，Asb K，Fink N，et al. Abnormal fetal cardiac axis in the detection of intrathoracic anomalies and congenital heart disease.Ultrasound Obstet Gynecol，1997，10（6）：90-93.

52. 周启昌，范平，高梅，等. 心脏轴测定在胎儿先天性心脏病产前超声诊断中的临床意义. 中华妇产科杂志，1999，34（4）：228-230.

53. 吴瑛，刘涛，熊奕，等. 胎儿心轴异常——先天性心脏病和胸膜病变的诊断线索. 中国医学影像技术，2007，23：1059-1061.

54. The International Society Of Ultrasound in Obstetrics and Gynecology. Cardiac screening examination of the fetus: guidelines for performing the 'basic' and 'extended basic' cardiac scan. Ultrasound Obstet Gynecol，2006，27：107-113.

55. 吴钟瑜. 实用妇产科超声诊断学. 天津：科技翻译出版社，2001：281-303.

56. Brtiz Cunningham SH，Shah MM，Zuppan CW，et al. Mutations of the connexin43 gap-junction gene in patients with heart malformations and defects of laterality. N Eng J Med，1995，332（20）：1323-1329.

57. Yoo SJ，Lee YH，Cho KS，et al. Sequential segmental approach to fetal congenital heart disease. Cardiol Young，1999，430：430-444.

58. 徐燕，胡娅莉，茹彤. 胎儿超声心动图的研究进展. 中国妇幼健康研究，2007，18（1）：37-41.

59. Acherman RJ，Evans WN，Galindo A，et al. Diagnosis of absent ductus venosus in a population refered for fetal echocardiography：association with a persistent portosystemic shunt requiring postnatal device occlusion. J Ultrasound Med，2007，26（8）：1077-1082.

60. Achiron R，Zimand S，Hegesh J，et al. Fetal aortic arch measurements between 14-38 weeks'gestation：in-utero ultrasonographic study. Ultrasound Obstet Gynecol，2000，15（3）：226-230.

61. Allan LD，Sharland GK. The echocardiographic diagnosis of totally anomalous pulmonary Venous connection in the fetus. Heart，2001，85（4）：433-437.

62. Bergstrom CS，Saunders RA，Hutchinson AK，et al. Iris hypoplasia and aorticopulmonary septal defect: a neurocristopathy. J Aapos，2005，9（3）：264-266.

63. Berg C，Kremer C，Ceipel A，et al. Dutus venosus blood flow alterations in fetuses with obstructive lesions fo the right heart. Ultrasound Obestet Gynecol，2006，28（2）：137-142.

64. Clyman RL. Mechanisms regulating the ductus arteriosus. Biology of the Neonate，2006，89（4）：330-335.

65. Del Bianco A，Russo S，Lacerenza N，et al. Four chamber view plus three-vessel and trachea view for a complete evaluation of the fetal heart during the second trimester. J Perinat Med，2006，34（4）：309-312.

66. Hata T，Dai SY，Inubashiri E，et al. Timing of presentation and postnatal outcome of infants suspected of having coarctation of the fetal heart. J Clin Ultrasound，2008，36（4）：1070-1074.

67. 周启昌，范萍，高梅，等. 超声观察卵圆孔瓣在胎儿房间隔缺损产前诊断中的意义. 中华超声影像学杂志，2000，21（3）：422-424.

68. 吕国荣，姜立新，黄子扬，等. 胎儿超声心动图筛选观测诊断胎儿先天性心脏病的临床研究. 中国医学影像学杂志，2003，11（6）：445-447.

69. 王慧芳，刘兰芬，张素阁，等. 彩色多普勒超声心电图诊断胎儿继发孔型房间隔缺损的价值. 中国超声医学杂志，2008，24（6）：553-555.

70. 刘欢欢，吕善根，翁霞云. 超声心电图诊断胎儿先天性心脏病研究. 中华儿科杂志，1998（3）：159-161

71. 陶枫，吴瑛，王慧芳，等. 正常胎儿肺静脉血流频谱的分析. 中华医学杂志，2004，28，（4）：210-211.

72. 李伯义，唐力，吕国荣. 超声心动图检测胎儿冠状窦及其临床意义，中华超声影像学杂志，2009，18（7）：602-604.

73. 徐燕，胡娅莉，茹彤，等. "胎儿心脏筛查指南"在产前超声筛查胎儿先天性心脏病中的应用价值. 中华妇产科杂志, 2010, 44 (2): 103-107.

74. 张颖, 蔡爱露, 姜克新, 等. 超声不同切面在诊断胎儿室间隔缺损中的价值评价. 中国超声医学杂志, 2009, 18 (2): 154-157.

75. 栾姝蓉, 李治安, 房芳, 等. 胎儿超声心动图在房室瓣畸形中的诊断价值. 中华超声影像学杂志, 2006, 15 (7): 545.

76. 杨晓东, 李胜利, 刘菊玲, 等. 胎儿左心发育不良综合征的产前超声诊断. 中华超声影像学杂志, 2005, 14 (12): 956-957.

77. 裴秋艳, 赵耘, 姜玉新, 等. 胎儿心脏连续扫查方法在产前诊断圆锥干畸形中的意义. 中华超声影像学杂志, 2006, 15 (8): 608.

78. 王慧芳, 熊奕, 吴瑛, 等. 胎儿心脏三血管气管平面在先天性心脏病筛查中的价值. 中华超声影像学杂志, 2006, 15 (2): 120-123.

79. 吕国荣, 胡诗音, 李丽雅, 等. 大动脉转位的产前超声诊断. 中国医学影像技术, 2009, 25 (4): 668-670.

80. 熊奕, 王慧芳, 吴瑛, 等. 胎儿心室发育不良产前超声心动图诊断价值. 中国超声医学杂志, 2005, 21 (3): 217-310.

81. 隗冬梅, 吴雅峰, 姜维, 等. 室间隔缺损对胎儿心脏影响的超声心动图研究. 中国超声医学杂志, 2008, 24 (4): 358-360.

82. 张颖, 蔡爱露, 赵一理, 等. 产前超声诊断胎儿单纯肺动脉狭窄. 中华超声影像学杂志, 2009, 18 (5): 408-410.

83. Titianu M, Schaas C, Onofriescu M, et al. Diagnostic problems in fetal echocardiographic examination. Observations on a lot of study during 2005-2010. Rev Med Chir Soc Med Nat Iasi, 2011, 115 (2): 451-454.

84. Rogers LS, Peterson AL, Gaynor JW, et al. Mitral valve dysplasia syndrome: a unique form of left-sided heart disease. J Thorac Cardiovasc Surg, 2011, 142 (6): 1381-1387. Epub 2011 Jul 12.

85. Weichert J, Hartge DR, Axt-Fliedner R. The fetal ductus arteriosus and its abnormalities-a review. Congenit Heart Dis, 2010, 5 (5): 398-408. Review.

86. Joshi AN, Rane HS, Kamble RC, et al. Prenatal diagnosis of absent pulmonary valve syndrome: report of 2 cases, most common and most rare presentations. J Ultrasound Med, 2010, 29 (5): 823-829.

87. Slodki M, Moszura T, Janiak K, et al. The three-vessel view in the fetal mediastinum in the diagnosis of interrupted aortic arch. Respondek-Liberska M. Ultrasound Med Biol, 2011, 37 (11): 1808-1813. Epub 2011 Aug 15.

88. Bakiler AR, Ozer EA, Kanik A, et al. Fetal Accuracy of prenatal diagnosis of congenital heart disease with fetal echocardiography. Diagn Ther, 2007, 22 (4): 241-244. Epub 2007 Mar 16.

89. Smrcek JM, Gembruch U, Krokowski M, et al. The evaluation of cardiac biometry in major cardiac defects detected in early pregnancy. Arch Gynecol Obstet, 2003, 268 (2): 94-101. Epub 2002 Oct 29.

90. Rajiah P, Mak C, Dubinksy TJ, et al. Ultrasound of fetal cardiac anomalies. AJR Am J Roentgenol, 2011, 197 (4): W747-760.

91. Wallis GA, Debich-Spicer D, Anderson RH. Congenitally corrected transposition. Orphanet J Rare Dis, 2011, 6: 22.

92. El Louali F, Villacampa C, Aldebert P, et al. Pulmonary stenosis and atresia with intact ventricular septum. Arch Pediatr, 2011, 18 (3): 331-337. Epub 2011 Feb 2.

93. Espinoza J. Contemporary clinical applications of spatio-temporal image correlation in prenatal diagnosis. Curr Opin Obstet Gynecol, 2011, 23 (2): 94-102.

94. Allan LD, Tynan MJ, Campbell S, et al. Echocardiographic and anatomical correlates in the fetus. Br Heart J, 1980, 44: 444-451.

95. Cook AC, Yates RW, Anderson RH. Normal and abnormal fetal cardiac anatomy. Prenat Diagn, 2004, 24: 1032-1048.

96. Paladini D, Chita SK, Allan LD. Prenatal mea-surement of cardiothoracic ratio in evaluation of heart disease. Arch Dis Child, 1990, 65: 20-23.

97. Rikitake N, Takechi T, Suzuki K, et al. Fetal echocardiography: structural evaluation of the fetal heart and prenatal diagnosis of congenital heart disease J Cardiogr, 1981, 11: 1319-1327.

98. DeVore GR. The prenatal diagnosis of congenital heart disease-a practical approach for the fetal sonographer J Clin Ultrasound, 1985, 4: 229-245.

99. Copel JA, Pilu G, Green J, et al. Fetal echocardiographic screening for congenital heart disease: the importance of the fourchamber view. Am J Obstet Gynecol, 1987, 157: 648-655.

100. Hess DB, Hess LW, Carter GA, et al. Obtaining the four-chamber view to diagnose fetal cardiac anomalies. Obstet Gynecol Clin North Am, 1998, 25: 499-515.

101. Chaoui R, Bollmann R, Goldner B, et al. Fetal cardiomegaly: echocardiographic findings and outcome in 19 cases Fetal Diagn Ther, 1994, 9: 92-104.

102. Allan LD, Joseph MC, Boyd EGC, et al. M mode echocardiography in the developing human fetus. Br Heart J, 1982, 47: 573-583.

103. Tan J, Silverman NH, Hoffman JI, et al. Cardiac dimensions determined by crosssectional echocardiography in the normal human fetus from 18 weeks to term. Am J Cardiol, 1992, 70: 1459-1467.

104. Gembruch U, Shi C, Smrcek JM. Biometry of the fetal heart between 10 and 17 weeks of gestation. Fetal Diagn Ther, 2000, 15: 2031.

105. Firpo C, Hoffman JI, Silverman NH. Evaluation of fetal heart dimensions from 12 weeks to

term. Am J Cardiol, 2001, 87: 594-600.

106. Veille JC, Sivakoff M, Nemeth M. Evaluation of the human fetal cardiac size and function. Am J Perinatol, 1990, 7: 54-59.

107. Sharland GK, Allan LD. Normal fetal cardiac measurements derived by crosssectional echocardiography. Ultrasound Obstet Gynecol, 1992, 2: 175-181.

108. St.John Sutton MG, Gewitz MH, Shah B, et al. Quantitative assessment of growth and function of the cardiac chambers in the normal human fetus: a prospective longitudinal echocardiographic study. Circulation, 1984, 69: 645-654.

109. Huhta JC. Guidelines for the evaluation of heart failure in the fetus with or without hydrops. Pediatr Cardiol, 2004, 25: 274-286.

110. Reed KL, Meijboom EJ, Sahn DJ, et al. Cardiac Doppler flow velocities in human fetuses. Circulation, 1986, 73: 41-46.

产前诊断技术管理办法

中华人民共和国卫生部令

第 33 号

《产前诊断技术管理办法》已于 2002 年 9 月 24 日经卫生部部务会讨论通过,现予发布,自 2003 年 5 月 1 日起施行。

部长

二〇〇二年十二月十三日

产前诊断技术管理办法

第一章 总 则

第一条 为保障母婴健康,提高出生人口素质,保证产前诊断技术的安全、有效,规范产前诊断技术的监督管理,依据《中华人民共和国母婴保健法》以及《中华人民共和国母婴保健法实施办法》,制定本管理办法。

第二条 本管理办法中所称的产前诊断,是指对胎儿进行先天性缺陷和遗传性疾病的诊断,包括相应筛查。

产前诊断技术项目包括遗传咨询、医学影像、生化免疫、细胞遗传和分子遗传等。

第三条 本管理办法适用于各类开展产前诊断技术的医疗保健机构。

第四条 产前诊断技术的应用应当以医疗为目的,符合国家有关法律规定和伦理原则,由经资格认定的医务人员在经许可的医疗保健机构中进行。医疗保健机构和医务人员不得实施任何非医疗目的的产前诊断技术。

第五条 卫生部负责全国产前诊断技术应用的监督管理工作。

第二章　管理与审批

第六条　卫生部根据医疗需求、技术发展状况、组织与管理的需要等实际情况,制定产前诊断技术应用规划。

第七条　产前诊断技术应用实行分级管理。

卫生部制定开展产前诊断技术医疗保健机构的基本条件和人员条件;颁布有关产前诊断的技术规范;指定国家级开展产前诊断技术的医疗保健机构;对全国产前诊断技术应用进行质量管理和信息管理;对全国产前诊断专业技术人员的培训进行规划。

省、自治区、直辖市人民政府卫生行政部门(以下简称省级卫生行政部门)根据当地实际,因地制宜地规划、审批或组建本行政区域内开展产前诊断技术的医疗保健机构;对从事产前诊断技术的专业人员进行系统培训和资格认定;对产前诊断技术应用进行质量管理和信息管理。

县级以上人民政府卫生行政部门负责本行政区域内产前诊断技术应用的日常监督管理。

第八条　从事产前诊断的卫生专业技术人员应符合以下所有条件:

(一)从事临床工作的,应取得执业医师资格;

(二)从事医技和辅助工作的,应取得相应卫生专业技术职称;

(三)符合《从事产前诊断卫生专业技术人员的基本条件》;

(四)经省级卫生行政部门批准,取得从事产前诊断的《母婴保健技术考核合格证书》。

第九条　申请开展产前诊断技术的医疗保健机构应符合下列所有条件:

(一)设有妇产科诊疗科目;

(二)具有与所开展技术相适应的卫生专业技术人员;

(三)具有与所开展技术相适应的技术条件和设备;

(四)设有医学伦理委员会;

(五)符合《开展产前诊断技术医疗保健机构的基本条件》及相关技术规范。

第十条　申请开展产前诊断技术的医疗保健机构应当向所在地省级卫生行政部门提交下列文件:

(一)医疗机构执业许可证副本;

(二)开展产前诊断技术的母婴保健技术服务执业许可申请文件;

(三)可行性报告;

(四)拟开展产前诊断技术的人员配备、设备和技术条件情况;

(五)开展产前诊断技术的规章制度;

(六)省级以上卫生行政部门规定提交的其他材料。

申请开展产前诊断技术的医疗保健机构,必须明确提出拟开展的产前诊断具体技术项目。

第十一条　申请开展产前诊断技术的医疗保健机构,由所属省、自治区、直辖市人民政府卫生行政部门审查批准。省、自治区、直辖市人民政府卫生行政部门收到本办法第十条规定的材料后,组织有关专家进行论证,并在收到专家论证报告后30个工作日内进行审核。经审核同意的,发给开展产前诊断技术的母婴保健技术服务执业许可证,注明开展产前诊断以及具体技术服务项目;经审核不同意的,书面通知申请单位。

第十二条　卫生部根据全国产前诊断技术发展需要,在经审批合格的开展产前诊断技术服务的医疗保健机构中,指定国家级开展产前诊断技术的医疗保健机构。

第十三条　开展产前诊断技术的《母婴保健技术服务执业许可证》每三年校验一次,校验由原审批机关办理。经校验合格的,可继续开展产前诊断技术;经校验不合格的,撤销其许可证书。

第十四条　省、自治区、直辖市人民政府卫生行政部门指定的医疗保健机构,协助卫生行政部门负责对本行政区域内产前诊断的组织管理工作。

第十五条　从事产前诊断的人员不得在未许可开展产前诊断技术的医疗保健机构中从事相关工作。

第三章　实　　施

第十六条　对一般孕妇实施产前筛查以及应用产前诊断技术坚持知情选择。开展产前筛查的医疗保健机构要与经许可开展产前诊断技术的医疗保健机构建立工作联系,保证筛查病例能落实后续诊断。

第十七条　孕妇有下列情形之一的,经治医师应当建议其进行产前诊断:

(一)羊水过多或者过少的;

(二)胎儿发育异常或者胎儿有可疑畸形的;

(三)孕早期时接触过可能导致胎儿先天缺陷的物质的;

(四)有遗传病家族史或者曾经分娩过先天性严重缺陷婴儿的;

(五)年龄超过35周岁的。

第十八条　既往生育过严重遗传性疾病或者严重缺陷患儿的,再次妊娠前,夫妻双方应当到医疗保健机构进行遗传咨询。医务人员应当对当事人介绍有关知识,给予咨询和指导。

经治医师根据咨询的结果,对当事人提出医学建议。

第十九条　确定产前诊断重点疾病,应当符合下列条件:

(一)疾病发生率较高;

（二）疾病危害严重，社会、家庭和个人疾病负担大；

（三）疾病缺乏有效的临床治疗方法；

（四）诊断技术成熟、可靠、安全和有效。

第二十条　开展产前检查、助产技术的医疗保健机构在为孕妇进行早孕检查或产前检查时，遇到本办法第十七条所列情形的孕妇，应当进行有关知识的普及，提供咨询服务，并以书面形式如实告知孕妇或其家属，建议孕妇进行产前诊断。

第二十一条　孕妇自行提出进行产前诊断的，经治医师可根据其情况提供医学咨询，由孕妇决定是否实施产前诊断技术。

第二十二条　开展产前诊断技术的医疗保健机构出具的产前诊断报告，应当由2名以上经资格认定的执业医师签发。

第二十三条　对于产前诊断技术及诊断结果，经治医师应本着科学、负责的态度，向孕妇或家属告知技术的安全性、有效性和风险性，使孕妇或家属理解技术可能存在的风险和结果的不确定性。

第二十四条　在发现胎儿异常的情况下，经治医师必须将继续妊娠和终止妊娠可能出现的结果以及进一步处理意见，以书面形式明确告知孕妇，由孕妇夫妻双方自行选择处理方案，并签署知情同意书。若孕妇缺乏认知能力，由其近亲属代为选择。涉及伦理问题的，应当交医学伦理委员会讨论。

第二十五条　开展产前诊断技术的医疗保健机构对经产前诊断后终止妊娠娩出的胎儿，在征得其家属同意后，进行尸体病理学解剖及相关的遗传学检查。

第二十六条　当事人对产前诊断结果有异议的，可以依据《中华人民共和国母婴保健法实施办法》第五章的有关规定，申请技术鉴定。

第二十七条　开展产前诊断技术的医疗保健机构不得擅自进行胎儿的性别鉴定。对怀疑胎儿可能为伴性遗传病，需要进行性别鉴定的，由省、自治区、直辖市人民政府卫生行政部门指定的医疗保健机构按照有关规定进行鉴定。

第二十八条　开展产前诊断技术的医疗保健机构应当建立健全技术档案管理和追踪观察制度。

第四章　处　　罚

第二十九条　违反本办法规定，未经批准擅自开展产前诊断技术的非医疗保健机构，按照《医疗机构管理条例》有关规定进行处罚。

第三十条　对违反本办法，医疗保健机构未取得产前诊断执业许可或超越许可范围，擅自从事产前诊断的，按照《中华人民共和国母婴保健法实施办法》有关规定处罚，由卫生行政部门给予警告，责令停止违法行为，没收违法所得；违法所得5000元以上的，并处违法所得3倍以上5倍以下的罚款；违法所得不足 5000 元的,并处 5000 元以上 2 万元以下的罚款。情节严重的,依据《医疗机构管理条例》依法吊销医疗机构执业许可证。

第三十一条　对未取得产前诊断类母婴保健技术考核合格证书的个人,擅自从事产前诊断或超越许可范围的,由县级以上人民政府卫生行政部门给予警告或者责令暂停六个月以上一年以下执业活动;情节严重的,按照《中华人民共和国执业医师法》吊销其医师执业证书。构成犯罪的,依法追究刑事责任。

第三十二条　违反本办法第二十七条规定,按照《中华人民共和国母婴保健法实施办法》第四十二条规定处罚。

第五章　附　　则

第三十三条　各省、自治区、直辖市人民政府卫生行政部门可以根据本办法和本地实际情况制定实施细则。

第三十四条　本办法自 2003 年 5 月 1 日起施行。

附录 2

卫生部关于印发《产前诊断技术管理办法》相关配套文件的通知

卫生部关于印发《产前诊断技术管理办法》相关配套文件的通知

（卫基妇发〔2002〕307号）

各省、自治区、直辖市卫生局：

产前诊断技术是《中华人民共和国母婴保健法》规定的母婴保健技术服务的重要内容。根据《中华人民共和国母婴保健法实施办法》，我部制定了《产前诊断技术管理办法》（以下简称《管理办法》），已于2002年12月13日以33号部长令形式发布。为了贯彻落实《管理办法》，我部制定了相关七个配套文件，现予以发布。请遵照执行。

附件：

1. 开展产前诊断技术医疗保健机构的设置和职责
2. 开展产前诊断技术医疗保健机构的基本条件
3. 从事产前诊断卫生专业技术人员的基本条件
4. 遗传咨询技术规范
5. 21三体综合征和神经管缺陷产前筛查技术规范
6. 超声产前诊断技术规范
7. 胎儿染色体核型分析技术规范

二〇〇二年十二月十三日

附件1：

开展产前诊断技术医疗保健机构的设置和职责

根据人群对产前诊断技术服务的需求、产前诊断技术的发展，实行产前诊断技术的分级管理，设置开展产前诊断技术服务的医疗保健机构。

一、产前诊断技术服务机构的设置

开展产前诊断技术的医疗保健机构，是指经省级卫生行政部门许可开展产前诊断技术的医疗保健机构。

开展产前诊断技术的医疗保健机构，必须有能力开展遗传咨询、医学影像、生化免疫和细胞遗传等产前诊断技术服务。有条件的机构应逐步开展分子遗传诊断或与能提供分子遗传诊断的机构建立工作联系。

卫生部在全国范围内经省级卫生行政部门许可开展产前诊断技术的医疗保健机构中，经专家评议，指定国家级开展产前诊断技术的医疗保健机构。

省、自治区、直辖市卫生行政部门，根据《产前诊断技术管理办法》的要求，审核、许可、监督、管理各省开展产前诊断技术的医疗保健机构。各省、自治区、直辖市在规划、管理本省、自治区、直辖市产前诊断技术服务工作时应坚持：

1. 严格按《产前诊断技术管理办法》规定的条件和程序对申请开展产前诊断技术的医疗保健机构进行审批。

2. 所有提供产前检查和助产技术服务的医疗保健机构在为孕妇进行早孕检查或产前检查时，应当进行有关孕产期保健和生育健康等知识的普及。遇到《产前诊断技术管理办法》第十七条规定的孕妇时，应当提供咨询服务，并以书面形式如实告知孕妇或其家属，建议孕妇进行产前诊断，并提供经许可进行产前诊断的医疗保健机构的有关信息。

3. 对一般孕妇进行产前筛查，要坚持知情选择。开展产前筛查的医疗保健机构要与经许可开展产前诊断的医疗保健机构建立起转诊联系，并将产前筛查的项目纳入产前诊断质量控制。

卫生部和各省级卫生行政部门定期公布经指定的国家级和经许可的各省开展产前诊断技术的医疗保健机构的名称、技术特长和其他相关信息。各省卫生行政部门还应定期公布产前诊断和产前筛查质量控制信息。

二、国家级开展产前诊断技术医疗保健机构的职责

1. 接受下级产前诊断机构的转诊，负责产前诊断中疑难病例的诊断。

2．培训和指导各省产前诊断技术骨干和师资。

3．对开展产前诊断技术的医疗保健机构进行质量控制。

4．进行产前诊断新技术及适宜技术的研究与开发、推广与应用工作；收集、汇总、分析全国产前诊断技术有关信息。

5．追踪产前诊断技术的发展趋势，开展产前诊断技术的国际合作与交流。

6．承担卫生部交办的其他工作。

三、各省开展产前诊断技术医疗保健机构的职责

1．提供产前诊断技术服务，接受开展产前检查、助产技术的医疗保健机构发现的拟进行产前诊断孕妇的转诊，对诊断有困难的病例转诊。

2．统计和分析产前诊断技术服务有关信息，尤其是确诊阳性病例的有关数据，定期向省级卫生行政部门报告；对确诊阳性病例进行跟踪观察，定期讨论疑难病例。

3．承担本省（自治区、直辖市）产前诊断技术人员的培训和继续教育，负责对开展产前筛查的医疗保健机构的业务指导工作。

4．对本省开展产前诊断技术的医疗保健机构和开展产前筛查的医疗保健机构进行质量控制。

5．有条件的，与国家级开展产前诊断技术的医疗保健机构合作，开展产前诊断新技术及适宜技术的研究与开发、推广与应用工作。

6．承担省级卫生行政部门交办的其他工作。

四、质量控制工作的基本要求

国家级开展产前诊断技术的医疗保健机构负责全国的产前诊断技术的质量控制工作，具体地域工作范围由卫生部指定。各省开展产前诊断技术的医疗保健机构负责本省产前诊断和产前筛查服务的技术管理和质量控制工作，具体地域工作范围由省级卫生行政部门指定，未纳入质量控制的医疗保健机构不得继续进行产前筛查。产前诊断技术质量控制包括：

1．各类实验室技术质量保证。

2．机构间进行实验室的能力比对试验（验证试验）、现场抽样检查和实验室质量评定。

3．诊断试剂的敏感度和特异度标准等制定和执行。

4．产前诊断技术结果的质量监测和评定。

5．公开发布产前诊断质量的有关信息。

附件 2：

开展产前诊断技术医疗保健机构的基本条件

根据《产前诊断技术管理办法》，以及开展产前诊断技术的医疗保健机构的职责，制定国家级开展产前诊断技术医疗保健机构的设置原则、各省开展产前诊断技术医疗保健机构的基本条件，作为开展产前诊断技术医疗保健机构建设和审评的参考依据。

一、设置国家级开展产前诊断技术医疗保健机构的基本原则

1. 国家级开展产前诊断技术的医疗保健机构，为经省级卫生行政部门许可的开展产前诊断技术的医疗保健机构。产前诊断的各项技术具有全国领先地位和权威性，具备承担国家级产前诊断技术医疗保健机构职责的条件。

2. 卫生部根据《产前诊断技术管理办法》有关条款的规定和全国产前诊断实际工作及技术发展的需要，组织专家评议，并征求各省级卫生行政部门和产前诊断技术医疗保健机构的意见后，确定国家级产前诊断技术医疗保健机构。

二、各省开展产前诊断技术医疗保健机构的基本条件

（一）组织设置要求

各省开展产前诊断技术的医疗保健机构，需设立产前诊断诊疗组织，设主任 1 名，负责产前诊断的临床技术服务，下设办公室和资料室，分别负责具体的管理工作和信息档案管理工作。

各省开展产前诊断技术的医疗保健机构应设有遗传咨询、影像诊断（超声）、生化免疫和细胞遗传等部门，具有妇产科、儿科、病理科、临床遗传专业的技术力量。

鼓励尚未具备分子遗传诊断能力的机构与大学、科研机构等合作，将分子遗传诊断技术应用到产前诊断技术服务中。

（二）产前诊断业务范围要求

各省开展产前诊断技术的医疗保健机构应提供的产前诊断技术服务包括：

1. 进行预防先天性缺陷和遗传性疾病的健康教育和健康促进工作。

2. 开展与产前诊断相关的遗传咨询。

3. 开展常见染色体病、神经管畸形、超声下可见的严重肢体畸形等的产前筛查和诊断。

4. 开展常见单基因遗传病（包括遗传代谢病）的诊断。

5．接受开展产前检查、助产技术的医疗保健机构发现的拟进行产前诊断的孕妇的转诊,对诊断有困难的病例转诊。

6．在征得家属同意后,对引产出的胎儿进行尸检及相关遗传学检查。

7．建立健全技术档案管理和追踪观察制度,信息档案资料保存期50年。

（三）规章制度要求

开展产前诊断技术的医疗保健机构必须建立健全各项规章制度和操作常规,包括：人员职责、人员行为准则、诊疗常规、实验室操作规范、质量控制管理规定、标本采集与管理制度、专科档案建立与管理制度、疑难病例会诊制度、转诊制度及跟踪观察制度、统计汇总及上报制度以及患者知情同意制度等。

（四）专业技术基本要求

1．具有遗传咨询的能力。

2．具有开展血清学标记免疫检测技术的能力。

3．具有常规开展外周血染色体核型分析的能力。

4．具有开展孕中期羊水胎儿细胞染色体核型分析的能力。

5．具有对常见先天性缺陷和遗传性疾病做出风险率估计的能力。

6．具有对常见的胎儿体表畸形及内脏畸形进行影像诊断的能力。

7．具有开展常见的单基因遗传病（包括遗传代谢病）诊断的能力。

8．具有对产前筛查出的多数（95%以上）高风险胎儿做出正确诊断及处理的能力。

9．具有相关健康教育的能力。

（五）人员配备基本要求

开展产前诊断技术的医疗保健机构配备至少2名具有副高以上职称的从事遗传咨询的临床医师,2名具有副高以上职称的妇产科医师,1名具有副高以上职称的儿科医师,1名具有副高以上职称的从事超声产前诊断的临床医师,2名具有中级以上职称的细胞遗传实验技术人员和生化免疫实验技术人员。

（六）设备配置基本要求

设备配置基本要求

设备名称	建议数量
B超室	
B型超声仪附穿刺引导装置	1
彩超	1
超声工作站（图文管理系统）	1
细胞遗传室	
普通双目显微镜	2

设备名称	建议数量
三筒研究显微镜附显微照相设备	1
超净工作台	1
二氧化碳培养箱	2
普通离心机	2
恒温干燥箱	1
自动纯水蒸馏器	1
恒温水浴箱	2
普通电冰箱	2
倒置显微镜附显微照相设备	1
荧光显微镜	1
分析天平	1
恒温培养箱	1
普通天平	1
生化免疫室	
紫外分光光度计	1
荧光分光光度计	1
酶标仪	1
pH 计	1
半自动分析仪	1
电泳仪	1
其他	
计算机	2

附件3：

从事产前诊断卫生专业技术人员的基本条件

从事产前诊断技术的卫生专业技术人员，必须经过系统的产前诊断技术专业培训，通过省级卫生行政部门的考核获得从事产前诊断技术的《母婴保健技术考核合格证书》，方可从事产前诊断技术服务。从事辅助性产前诊断技术的人员，需在取得产前诊断类《母婴保健技术考核合格证书》的人员指导下开展工作。

一、临床医师

1. 从事产前诊断技术服务的临床医师必须取得执业医师资格，并符合下列条件之一：

1）医学院校本科以上学历，且具有妇产科或其他相关临床学科5年以上临床经验，接受过临床遗传学专业技术培训。

2）从事产前诊断技术服务10年以上，掌握临床遗传学专业知识和技能。

2. 从事产前诊断技术的临床医师具备的相关基本知识和技能是指：

1）遗传咨询的目的、原则、步骤和基本策略。

2）常见染色体病及其他遗传病的临床表现、一般进程、预后、遗传方式、遗传风险及可采取的预防和治疗措施。

3）常见的致畸因素、致畸原理以及预防措施。

4）常见遗传病和先天畸形的检测方法及临床意义。

5）胎儿标本采集（如绒毛膜、羊膜腔或脐静脉穿刺技术）及其术前术后医疗处置。

二、超声产前诊断医师

1. 从事超声产前诊断的医师，必须取得执业医师资格，并符合下列条件之一：

1）大专以上学历，且具有中级以上技术职称，接受过超声产前诊断的系统培训。

2）在本岗位从事妇产科超声检查工作5年以上，接受过超声产前诊断的系统培训。

2. 熟练掌握胎儿发育各阶段脏器的正常与异常超声图像及羊膜腔穿刺定位技术，能鉴别常见的严重体表畸形和内脏畸形。

三、实验室技术人员

1. 产前诊断实验室技术人员，必须符合下列条件之一：

1）大专以上学历，从事实验室工作 2 年以上，接受过产前诊断相关实验室技术培训。

2）中级以上技术职称，接受过产前诊断相关实验室技术培训。

2. 实验室技术人员具备的相关基本知识和技能包括：

1）标本采集与保管的基本知识。

2）无菌消毒技术。

3）标记免疫检测技术的基本知识与操作技能。

4）风险率分析技术。

5）外周血及羊水胎儿细胞培养、制片、显带及染色体核型分析技术。

附件4：

遗传咨询技术规范

本技术规范主要指与产前诊断有关的遗传咨询，是指取得了《母婴保健技术考核合格证书》从事产前诊断的临床医师，对咨询对象就所询问的先天性缺陷和遗传性疾病等情况的咨询。

一、基本要求

（一）遗传咨询机构的设置

凡经卫生行政部门许可的开展产前诊断技术的医疗保健机构可以开展遗传咨询。

（二）遗传咨询人员的要求

1. 遗传咨询人员应为从事产前诊断的临床医师，必须符合《从事产前诊断卫生专业技术人员的基本条件》中有关要求。

2. 具备系统、扎实的医学遗传学基础理论知识，能正确推荐辅助诊断手段，对实验室检测结果能正确判断，并对各种遗传的风险与再现风险做出估计。

（三）场所要求

遗传咨询门诊至少具备诊室1间，独立候诊室1间，检查室1间。

二、遗传咨询应遵循的原则

1. 遗传咨询人员应态度亲和，密切注意咨询对象的心理状态，并给予必要疏导。

2. 遗传咨询人员应尊重咨询对象的隐私权，对咨询对象提供的病史和家族史给予保密。

3. 遵循知情同意的原则，尽可能让咨询对象了解疾病可能的发生风险、建议采用的产前诊断技术的目的、必要性、风险等，是否采用某项诊断技术由受检者本人或其家属决定。

三、遗传咨询的对象

1. 夫妇双方或家系成员患有某些遗传病或先天畸形者。

2. 曾生育过遗传病患儿的夫妇。

3. 不明原因智力低下或先天畸形儿的父母。

4. 不明原因的反复流产或有死胎死产等情况的夫妇。

5. 婚后多年不育的夫妇。

6. 35岁以上的高龄孕妇。

7. 长期接触不良环境因素的育龄青年男女。

8. 孕期接触不良环境因素以及患有某些慢性病的孕妇。

9. 常规检查或常见遗传病筛查发现异常者。

10. 其他需要咨询的情况。

四、技术程序

（一）遗传咨询技术要求

1. 采集信息：遗传咨询人员要全面了解咨询对象的情况，详细询问咨询对象的家族遗传病史、医疗史、生育史（流产史、死胎史、早产史）、婚姻史（婚龄、配偶健康状况）、环境因素和特殊化学物接触及特殊反应情况、年龄、居住地区、民族。收集先证者的家系发病情况，绘制出家系谱。

2. 遗传病诊断及遗传方式的确定：遗传咨询人员根据确切的家系分析及医学资料、各种检查化验结果，诊断咨询对象是哪种遗传病或与哪种遗传病有关，单基因遗传病还须确定是何种遗传方式。

3. 遗传病再现风险的估计：染色体病和多基因遗传病以其群体发病率为经验风险，而单基因遗传病根据遗传方式进行家系分析，进一步进行发病风险估计并预测其子代患病风险。

4. 提供产前诊断方法的有关信息：遗传咨询应根据子代可能的再现风险度，建议采取适当的产前诊断方法，充分考虑诊断方法对孕妇和胎儿的风险等。临床应用的主要采集标本方法有绒毛膜穿刺、羊膜腔穿刺、脐静脉穿刺等。产前诊断方法有超声诊断、生化免疫、细胞遗传诊断、分子遗传诊断等。

5. 提供建议：遗传咨询人员应向咨询对象提供结婚、生育或其他建议。

（二）遗传咨询需注意的问题

1. 阐明各种产前诊断技术应用的有效性、局限性，所进行筛查或诊断的时限性、风险和可能结局。

2. 说明使用的遗传学原理，用科学的语言解释风险。

3. 解释疾病性质，提供病情、疾病发展趋势和预防的信息。

4. 在咨询过程中尽可能提供客观、依据充分的信息，在遗传咨询过程中尽可能避免医生本人的导向性意见。

附件5：

21三体综合征和神经管缺陷产前筛查技术规范

产前筛查是通过简便、经济和较少创伤的检测方法，从孕妇群体中发现某些怀疑有先天性缺陷和遗传性疾病胎儿的高危孕妇，以便进一步明确诊断。产前筛查必须符合下列原则：目标疾病的危害程度大；筛查后能落实明确的诊断服务；疾病的自然史清楚；筛查、诊断技术必须有效和可接受。为规范产前筛查技术的应用，根据目前医学技术发展，制定21三体综合征和神经管缺陷产前筛查的技术规范。

一、基本要求

（一）机构设置

开展21三体综合征和神经管缺陷产前筛查的医疗保健机构必须设有妇产科诊疗科目，如果有产前诊断资质许可，应及时对产前筛查的高危孕妇进行相应的产前诊断；如果无产前诊断资质许可，应与开展产前诊断技术的医疗保健机构建立工作联系，保证筛查阳性病例在知情选择的前提下及时得到必要的产前诊断。

（二）设备要求

设备配置参照附件2有关生化免疫室的要求。

二、管理

（一）产前筛查的组织管理

1. 产前筛查必须在广泛宣传的基础上，按照知情选择、孕妇自愿的原则，任何单位或个人不得以强制性手段要求孕妇进行产前筛查。医务人员应事先详细告知孕妇或其家属21三体综合征和神经管缺陷产前筛查技术本身的局限性和结果的不确定性，是否筛查以及对于筛查后的阳性结果的处理由孕妇或其家属决定，并签署知情同意书。

2. 产前筛查纳入产前诊断的质量控制体系。孕中期的筛查，根据各地的具体条件可采取两项血清筛查指标、三项血清筛查指标或其他有效的筛查指标。从事21三体综合征和神经管缺陷产前筛查的医疗保健机构所选用的筛查方法和筛查指标（包括所用的试剂）必须报指定的各省开展产前诊断技术的医疗保健机构统一管理。

（二）定期报告

开展产前筛查和产前诊断技术的医疗保健机构应定期将21三体综合征和

神经管缺陷产前筛查结果,包括筛查阳性率、21三体综合征(或胎儿其他染色体异常)和神经管缺陷检出病例、假阴性病例汇报给指定的各省开展产前诊断技术的医疗保健机构。

(三)筛查效果的定期评估

国家级和各省开展产前诊断技术的医疗保健机构,应指导、监督21三体综合征和神经管缺陷产前筛查工作,并进行筛查质量控制,包括筛查所用试剂、筛查方法,对筛查效果定期进行评估,根据各地的筛查效果提出调整或改进的建议。

三、技术程序与质量控制

(一)筛查的技术程序和要求

1. 筛查结果必须以书面报告形式送交被筛查者,筛查报告应包括经筛查后孕妇所怀胎儿21三体综合征发生的概率或针对神经管缺陷的高危指标甲胎蛋白(AFP)的中位数倍数值(AFP MoM),并有相应的临床建议。

2. 筛查报告必须经副高以上职称的具有从事产前诊断技术资格的专业技术人员复核后,才能签发。

3. 筛查结果的原始数据和血清标本必须保存至少一年,血清标本须保存于-70摄氏度,以备复查。

(二)筛查后高危人群的处理原则

1. 应将筛查结果及时通知高危孕妇,并由医疗保健机构的遗传咨询人员进行解释和给予相应的医学建议。

2. 对21三体综合征高危胎儿的染色体核型分析和对神经管畸形高危胎儿的超声诊断,应在经批准开展产前诊断的医疗保健机构进行。具体技术规范参考附件6和附件7。

3. 对筛查出的高危病例,在未做出明确诊断前,不得随意为孕妇做终止妊娠的处理。

4. 对筛查对象进行跟踪观察,直至胎儿出生,并将观察结果记录。

四、产前筛查及产前诊断工作流程图（附图）

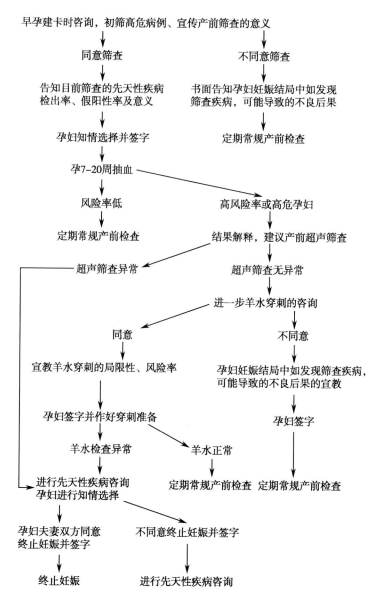

产前筛查及产前诊断工作流程图

附件6：

超声产前诊断技术规范

超声产前诊断是产前诊断的重要内容之一，它包括对胎儿生长发育的评估、对高危胎儿在超声引导下的标本采集和对某些先天性缺陷的诊断。

一、基本要求

（一）超声产前诊断机构的设置

超声产前诊断应在卫生行政部门许可的国家级、各省开展产前诊断技术的医疗保健机构开展。

（二）超声产前诊断人员的要求

从事超声产前诊断的人员必须符合《从事产前诊断卫生专业技术人员的基本条件》中有关要求。

（三）设备要求

1. 超声室应配备高分辨率的彩色多普勒超声诊断仪。

2. 具有完整的图像记录系统和图文管理系统，供图像分析和资料管理。

二、管理

1. 对胎儿有可疑发育异常者，必须进行全面的超声检查，并做必要的记录。

2. 严禁非医疗目的进行胎儿性别鉴定。

3. 未取得产前诊断技术服务资格的医疗保健机构在进行常规产前超声检查时发现可疑病例，应出具超声报告，同时必须将可疑病例转诊至开展产前诊断技术的医疗保健机构。

4. 产前诊断超声报告，应由2名经审批认证的专业技术人员签发。

三、超声产前诊断应诊断的严重畸形

根据目前超声技术水平，妊娠16周—24周应诊断的致命畸形包括无脑儿、脑膨出、开放性脊柱裂、胸腹壁缺损内脏外翻、单腔心、致命性软骨发育不全等。

四、技术程序

1. 对孕妇进行产前检查的医院应在孕妇妊娠16周—24周进行常规超声检查，主要内容应包括：胎儿生长评估和胎儿体表及内脏结构发育的检查。具体操作步骤应按医院超声检查的诊疗常规进行。如疑有胎儿生长发育异常，应立即转诊到经许可开展产前诊断技术的医疗保健机构进行进一步检查诊断。

2. 对《产前诊断技术管理办法》第十七条规定的高危孕妇，应进行早期妊娠超声检查,对发现的异常病例应转诊到经许可开展产前诊断技术的医疗保健机构进行进一步检查诊断。

3. 开展产前诊断技术的医疗保健机构对转诊来的可疑病例以及产前筛查出的高危孕妇,应在妊娠 24 周前对胎儿进行全面的超声检查并做详细的记录。

4. 对无结构异常的腔室容积改变,需随访后再做诊断。

5. 胎儿标本采集应严格按照介入性超声操作常规进行。

附件7:

胎儿染色体核型分析技术规范

对胎儿细胞进行染色体核型分析是产前诊断染色体异常的主要诊断方法。

胎儿细胞可通过羊膜腔、脐血管和绒毛膜穿刺获取。获得的细胞经体外培养后收获、制片、显带,做染色体核型分析。

一、基本要求

（一）机构设置

只有在经卫生行政部门许可的开展产前诊断技术的医疗保健机构才能实施。

（二）人员要求

从事胎儿染色体核型分析的人员必须符合《从事产前诊断卫生专业技术人员的基本条件》中有关要求。

（三）场所要求

场所应包含小手术室、接种培养室、标本制备室、实验室、暗室和洗涤室。各工作室应具备恒温设施,小手术室和接种培养室应具备空气消毒设施。

（四）设备要求

设备配置参照附件2有关要求。

二、管理

（一）建立规章制度

1. 各级工作人员分工和职责。

2. 各项技术操作常规。

3. 消毒隔离制度。

4. 设备仪器和材料管理制度。

5. 资料信息档案和管理。

（二）所有的操作必须在孕妇及其家属了解该技术的目的、局限性和风险,并签订了知情同意书后方可进行。

（三）所有操作必须按常规进行,手术操作后应做好手术记录。

（四）染色体核型分析报告,应由2名经认证审批的专业技术人员签发,审核人必须具有副高以上专业技术职称。

三、产前诊断适应证、适宜检查时间及手术禁忌证

（一）产前诊断适应证

1. 35 岁以上的高龄孕妇。

2. 产前筛查后的高危人群。

3. 曾生育过染色体病患儿的孕妇。

4. 产前检查怀疑胎儿患染色体病的孕妇。

5. 夫妇一方为染色体异常携带者。

6. 孕妇可能为某种 X 连锁遗传病基因携带者。

7. 其他，如曾有不良孕产史者或特殊致畸因子接触史者。

（二）产前诊断时间

1. 早孕绒毛采样检查宜在孕 8 周～11 周进行。

2. 羊水穿刺检查宜在孕 16 周～21 周进行。

3. 脐血管穿刺检查宜在孕 18 周～24 周进行。

（三）穿刺禁忌证

1. 术前感染未治愈或手术当天感染及可疑感染者。

2. 中央性前置胎盘或前置、低置胎盘有出血现象。

3. 先兆流产未治愈者。

四、技术质量标准

（一）技术程序

1. 正确选择产前诊断适应证、时间和相关技术。

2. 在超声监护下做各种穿刺，2 次穿刺未获标本者，2 周后再进行穿刺。

（二）质量标准

1. 各种穿刺成功率不得低于 90%。

2. 羊水细胞培养成功率不得低于 90%。

3. 脐血细胞培养成功率不得低于 95%。

4. 在符合标准的标本、培养、制片、显带情况下，核型分析的准确率不得低于 98%。

5. 绒毛染色体核型分析异常，必要时做羊水或脐血复核。

ISUOG 胎儿心脏超声指南（初步筛查与基本检查）（英文）

Cardiac screening examination of the fetus: guidelines for performing the 'basic' and 'extended basic' cardiac scan

INTRODUCTION

Congenital heart disease (CHD) is a leading cause of infant mortality, with an estimated incidence of about 4-13 per 1000 live births[1-3]. Between 1950 and 1994, 42% of infant deaths reported to the World Health Organization were attributable to cardiac defects[4]. Structural cardiac anomalies were also among the most frequently missed abnormalities by prenatal ultrasonography[5,6]. Prenatal detection of CHD may improve the pregnancy outcome of fetuses with specific types of cardiac lesions[7-11].

Prenatal detection rates have varied widely for CHD[12]. Some of this variation can be attributed to examiner experience, maternal obesity, transducer frequency, abdominal scars, gestational age, amniotic fluid volume, and fetal position[13,14]. Continuous training of healthcare professionals based on feedback, a low threshold for echocardiography referrals and convenient access to fetal heart specialists are particularly important factors that can improve the effectiveness of a screening program[3,15]. As one example, the major cardiac anomaly detection rate doubled after implementing a two-year training program at a medical facility in Northern England[16].

The 'basic' and 'extended basic' cardiac ultrasound examinations are designed to maximize the detection of heart anomalies during a second-trimester scan[17]. These guidelines can be used for evaluating low-risk fetuses that are examined as a part of routine prenatal care[18-20]. This approach helps to identify fetuses at risk for genetic syndromes and provides useful information for patient counseling, obstetrical management and multidisciplinary care. Suspected heart anomalies will require more comprehensive evaluation using fetal echocardiography.

GENERAL CONSIDERATIONS

Gestational age

The fetal cardiac examination is optimally performed between 18 and 22 weeks' menstrual age. Some anomalies may be identified during the late first and early second trimesters of pregnancy, especially when increased nuchal translucency is identified[21-26]. Some countries, however, do not offer a medical insurance system for financial reimbursement of earlier scans at a time when more subtle cardiac defects may be undetectable or not present. Subsequent screening at 20-22 weeks' gestation is less likely to require an additional scan for completion of this evaluation, although many patients would prefer knowing about major defects at an earlier stage of pregnancy[27]. Many anatomic structures can still be satisfactorily visualized beyond 22 weeks, especially if the fetus is not prone.

Despite the well-documented utility of a four-chamber view, one should be aware of potential diagnostic pitfalls that can prevent timely detection of CHD[28-30]. Detection rates can be optimized by performing a thorough examination of the heart, recognizing that the four-chamber view is much more than a simple count of cardiac chambers, understanding that some lesions are not discovered until later pregnancy, and being aware that specific types of abnormalities (e.g. transposition of the great arteries or aortic coarctation) may not be evident from this scanning plane alone.

Technical factors

Ultrasound transducer

Higher-frequency probes will improve the likelihood of detecting subtle defects at the expense of reduced acoustic penetration. The highest possible transducer frequency should be used for all examinations, recognizing the trade-off between penetration and resolution. Harmonic imaging may provide improved images especially for patients with increased maternal abdominal wall thickness during the third trimester of pregnancy.[31]

Imaging parameters

Gray scale is still the basis of a reliable fetal cardiac scan. System settings should emphasize a high frame rate with increased contrast resolution. Low frame persistence, a single acoustic focal zone, and a relatively narrow image field should also be used for this purpose.

Zoom and cine-loop

Images should be magnified until the heart fills at least a third to one half of the display screen. If available, a cine-loop feature can be used to assist the evaluation of ventricular septal defects and heart valve leaflets throughout the cardiac cycle.

BASIC CARDIAC EXAMINATION

The basic cardiac screening examination relies on a four-chamber view of the fetal heart[32,33]. This view should not be mistaken for a simple chamber count because it involves a careful evaluation of specific criteria (Figure 1). Major elements for a basic examination of the fetal heart are shown in Table 1. A normal heart is usually no larger than one-third the area of the chest. Some views may reveal a small hypoechogenic rim

around the fetal heart that can be mistaken for a pericardial effusion. An isolated finding of this type usually represents a normal variation[34,35].

Table 1 Basic cardiac screening examination. Adapted with permission from: Lee W. American Institute of Ultrasound in Medicine. Performance of the basic fetal cardiac ultrasound examination. *J Ultrasound Med* 1998; 17: 601-607

General	Normal cardiac situs, axis and position
	Heart occupies a third of thoracic area
	Majority of heart in left chest
	Four cardiac chambers present
	No pericardial effusion or hypertrophy
Atria	Atria approximately equal in size
	Foramen ovale flap in left atrium
	Atrial septum primum present
Ventricles	Ventricles about equal in size
	No cardiac wall hypertrophy
	Moderator band at right ventricular apex
	Ventricular septum intact (apex to crux)
Atrioventricular valves	Both atrioventricular valves open and move freely
	Tricuspid valve leaflet inserts on ventricular septum closer to the cardiac apex than to the mitral valve

Cardiac rate and regular rhythm should be confirmed. The normal rate ranges from 120 to 160 beats per minute. Mild bradycardia is transiently observed in normal second-trimester fetuses. Fixed bradycardia, especially heart rates that remain below 110 beats per minute, requires timely evaluation for possible heart block. Repetitive heart rate decelerations during the third trimester can be caused by fetal distress. Occasional skipped beats are typically not associated with an increased risk of structural fetal heart disease. However, this finding may occur with clinically significant cardiac rate or rhythm disturbances as an indication for fetal echocardiography[36]. Mild tachycardia (> 160 beats per minute) can occur as a normal variant during fetal movement. Persistent tachycardia, however, should be further evaluated for possible fetal distress or more serious tachydysrhythmias.

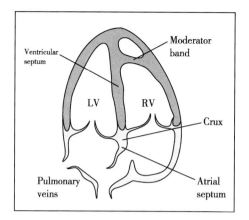
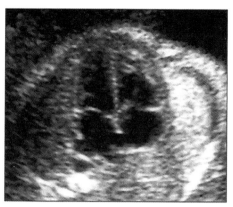

Figure 1 Four-chamber view of the fetal heart. Key components of a normal four-chamber view include an intact interventricular septum and atrial septum primum. There is no disproportion between the left (LV) and right (RV) ventricles. A moderator band helps to identify the morphologic right ventricle. Note how the 'offset' atrioventricular septal valve leaflets insert into the crux. Reproduced with permission from: Lee W. American Institute of Ultrasound in Medicine. Performance of the basic fetal cardiac ultrasound examination. *J Ultrasound Med* 1998; 17: 601-607.

The heart is normally deviated about 45° ± 20° (2 standard deviations (SD)) toward the left side of the fetus (Figure 2)[37]. Careful attention should be given to cardiac axis and position because they can be easily evaluated even if the four-chamber view is not satisfactorily visualized[38].

Situs abnormalities should be suspected when the fetal heart and/or stomach is/are not found on the left side as well. Abnormal axis increases the risk of a cardiac malformation, especially involving the outflow tracts. This finding may be associated with a chromosomal anomaly. Some hearts are

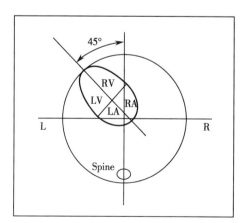
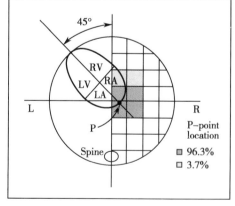

Figure 2 Fetal cardiac axis and position. The cardiac axis can be measured from a four-chamber view of the fetal heart. A line through the interventricular axis is extended to the posterior border of the heart to produce point P, the location of which can be used to define fetal cardiac position. LA, left atrium; LV, left ventricle; RA, right atrium; RV, right ventricle. Adapted with permission from: Comstock CH. Normal fetal heart axis and position. *Obstet Gynecol* 1987; 70: 255-259.

abnormally displaced from their usual position in the anterior left central chest. Abnormal cardiac position can be caused by a diaphragmatic hernia or space-occupying lesion, such as cystic adenomatoid malformation. Position abnormalities can also be secondary to fetal lung hypoplasia or agenesis.

Both atrial chambers normally appear similar in size and the foramen ovale flap should open into the left atrium. Pulmonary veins can often be seen entering the left atrium. However, their identification should not be considered a mandatory part of a basic cardiac screening examination. The lower rim of atrial septal tissue, called the septum primum, should be present. A moderator band helps to identify the morphologic right ventricle. Both ventricles should also appear similar in size without evidence for thickened walls. Although mild ventricular disproportion can occur as a normal variant, hypoplastic left heart syndrome and aortic coarctation are important causes of this disparity[39,40].

The ventricular septum should be carefully examined for cardiac wall defects from the apex to the crux. Septal wall defects may be difficult to detect when the transducer's angle of insonation is directly parallel to the ventricular wall. Under these circumstances, a defect may be falsely suspected because of acoustic 'drop-out' artifact. Small septal defects (1-2 mm) can be very difficult to confirm if the ultrasound imaging system fails to provide a sufficient degree of lateral resolution, especially if fetal size and position are unfavorable.

Two distinct atrioventricular valves (right-sided, tri-cuspid and left-sided, mitral) should be seen to open separately and freely. The septal leaflet of the tricuspid valve is inserted to the septum closer to the apex when compared to the mitral valve (i.e. normal offset). Abnormal alignment of the atrioventricular valves can be a key sonographic finding for cardiac anomalies such as atrioventricular septal defect.

EXTENDED BASIC CARDIAC EXAMINATION

If technically feasible, routine views of the outflow tracts should be attempted as part of an 'extended basic' cardiac screening examination. Evaluation of outflow tracts can increase the detection rates for major cardiac malformations above those achievable by the four-chamber view alone[41,42]. Additional views to the basic cardiac examination are more likely to identify conotruncal anomalies such as tetralogy of Fallot, transposition of the great arteries, double outlet right ventricle, and truncus arteriosus.

An extended basic examination minimally requires that normal great vessels are approximately equal in size and that they cross each other at right angles from their origins as they exit from their respective ventricular chambers. Failure to confirm these findings in a well-visualized study warrants further evaluation.

Sonographic technique

The outflow tracts are usually obtained by angling the transducer toward the fetal head from a four-chamber view when the interventricular septum is tangential to the ultrasound beam (Figure 3). Another method for evaluating the outflow tracts has also been described for the fetus when the interventricular septum is perpendicular to the ultrasound beam[43]. This approach requires a four-chamber view of the heart where the probe is rotated until the left ventricular outflow tract is seen. Once this view is obtained, the transducer is rocked cephalad until the pulmonary arterial outflow tract is observed in a plane that is perpendicular to the aorta.

Yoo et al. have also described a 'three-vessel view' to evaluate the pulmonary artery, ascending aorta, and superior vena cava in relation to their relative sizes and relationships (Figure 4)[44,45]. Others have used this view to emphasize vascular relationships to the fetal trachea as well[46,47].

[143]

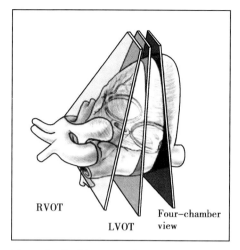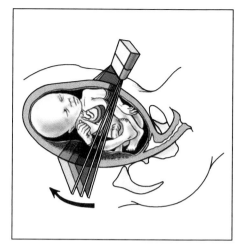

Figure 3 Fetal heart scanning technique. The four-chamber view of the heart is obtained from an axial scanning plane across the fetal thorax. Corresponding views of the left (LVOT) and right (RVOT) ventricular outflow tracts are found by angling the transducer toward the fetal head. Reproduced with permission from: Lee W. American Institute of Ultrasound in Medicine. Performance of the basic fetal cardiac ultrasound examination. *J Ultrasound Med* 1998; 17: 601-607.

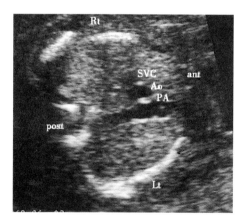

Figure 4 Three-vessel view of the fetal heart. This view demonstrates the relationship of the pulmonary artery (PA), aorta (Ao) and superior vena cava (SVC) in the upper mediastinum. Note the alignment as well as the relative sizes of the three vessels. The pulmonary artery has the largest diameter and is the most anterior vessel while the superior vena cava is the smallest and the most posterior. ant, anterior; Lt, left; post, posterior; Rt, right. Image courtesy of Dr J. S. Carvalho.

Left ventricular outflow tract

The left ventricular outflow tract (LVOT) view confirms the presence of a great vessel originating from the left ventricle (Figure 5). Continuity should be documented between the anterior aortic wall and ventricular septum. The aortic valve moves freely and should not be thickened. When the LVOT is truly the aorta, it should even be possible to trace the vessel into its arch, from which three arteries originate into the neck. However, identification of these aortic arch vessels should not be considered as a routine part of the extended basic cardiac examination. The LVOT view may help to identify ventricular septal defects and conotruncal abnormalities that are not seen during the basic cardiac examination alone.

Right ventricular outflow tract

A view of the right ventricular outflow tract (RVOT) documents the presence of a great vessel from a morphologic right ventricle with

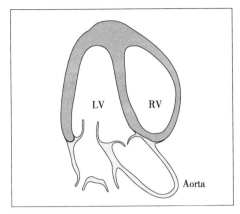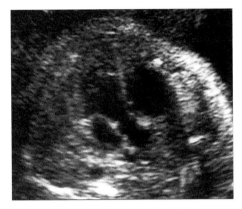

Figure 5 Left ventricular outflow tract (LVOT). This view demonstrates a great artery that exits the left ventricle. The aortic valve leaflets should be freely moving and not thickened. LV, left ventricle; RV, right ventricle. Reproduced with permission from: Lee W. American Institute of Ultrasound in Medicine. Performance of the basic fetal cardiac ultrasound examination. *J Ultrasound Med* 1998; 17: 601-607.

a moderator band (Figure 6). The pulmonary artery normally arises from the right ventricle and courses toward the left of the more posterior ascending aorta. It is usually slightly larger than the aortic root during fetal life and crosses the ascending aorta at about a 70° angle just above its origin.

The pulmonary arterial valves move freely and should not be thickened. The RVOT can be confirmed as a pulmonary artery only if its distal end appears bifurcated, although this division cannot always be seen owing to fetal position. The distal pulmonary artery normally divides toward the left side into a ductus arteriosus that continues

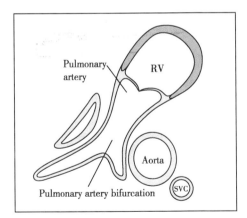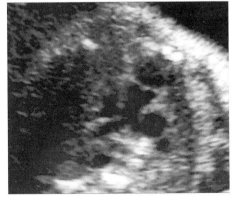

Figure 6 Right ventricular outflow tract (RVOT). This view emphasizes that a great vessel can be seen exiting the morphologic right ventricle (RV). The bifurcation is not always clearly seen in this manner. Note that the RVOT exits the ventricle at about 70° to the aortic outflow tract. Occasionally, the right superior vena cava (SVC) will be seen as the most posterior vessel. Adapted with permission from: Lee W. American Institute of Ultrasound in Medicine. Performance of the basic fetal cardiac ultrasound examination. *J Ultrasound Med* 1998; 17: 601-607.

into the descending aorta. The right side branches into the right pulmonary artery.

A large obstetrical ultrasound survey of over 18 000 fetuses examined the standardized practice of incorporating a basic cardiac examination into the routine 30 minutes[48]. When technically feasible, an extended basic evaluation of the outflow tracts was also attempted. Of the studies that included an adequate four-chamber view, most of them (93%) were associated with satisfactory evaluation of the outflow tracts. Non-visualization rates were: left ventricular outflow tract, 4.2%; right ventricular outflow tract, 1.6%; both outflow tracts, 1.3%.

FETAL ECHOCARDIOGRAM

A fetal echocardiogram should be performed if recognized risk factors raise the likelihood of congenital heart disease beyond what would be expected for a low-risk screening population. Unfortunately, a high proportion of prenatally detectable cases of congenital heart disease occurs in patients without any risk factors or extracardiac anomalies[49]. Specific details of this specialized procedure are not within the scope of this article. Healthcare practitioners, however, should be familiar with some of the reasons why patients could be referred for this comprehensive evaluation (Table 2)[50]. As an example, increased nuchal translucency of greater than 3.5 mm at 11-14 weeks' gestation, is an indication for a detailed cardiac evaluation even if this measurement subsequently falls into the normal range later in pregnancy[51-54].

Fetal echocardiography should be performed by specialists who are familiar with the prenatal diagnosis of congenital heart disease. In addition to information provided by the basic screening examination, a detailed analysis of cardiac structure and function may further characterize visceroatrial situs, systemic and pulmonary venous connections, foramen ovale mechanism,

atrioventricular connections, ventriculoarterial connections, great vessel relationships and sagittal views of the aortic and ductal arches.

Advanced sonographic techniques can be used to study the heart. For example, Doppler ultrasonography can measure blood flow velocity or identify abnormal flow patterns across valves and within heart chambers. M-mode echocardiography also offers an important method for analyzing cardiac dysrhythmias, suspected ventricular dysfunction, and abnormal wall thickness.

Table 2 Common indications for fetal echocardiography

Maternal indications	
Family history	First-degree relative of proband
Pre-existing metabolic disease	Diabetes Phenylketonuria
Maternal infections	Parvovirus B19 Rubella Coxsackie
Cardiac teratogen exposure	Retinoids Phenytoin Carbamazepine Lithium carbonate Valproic acid
Maternal antibodies	Anti-Ro (SSA) Anti-La (SSB)
Fetal indications	
Suspected fetal heart anomaly	
Abnormal fetal karyotype	
Major extracardiac anomaly	
Abnormal nuchal translucency	≥ 3.5 mm before 14 weeks' gestation
Fetal cardiac rate or rhythm disturbances	Persistent bradycardia Persistent tachycardia Persistent irregular heart rhythm

REFERENCES

1. Ferencz C, Rubin JD, McCarter RJ, Brenner JI, Neill CA, Perry LW, Hepner SI, Downing JW. Congenital heart disease: prevalence at livebirth. The Baltimore-Washington infant study. *Am J Epidemiol* 1985; 121: 31-36.
2. Meberg A, Otterstad JE, Froland G, Lindberg H,

Sorland SJ. Outcome of congenital heart defects -
a population-based study. *Acta Paediatr* 2000; 89:
1344-1351.

3. Cuneo BF, Curran LF, Davis N, Elrad H. Trends in
prenatal diagnosis of critical cardiac defects in an
integrated obstetric and pediatric cardiac imaging
center. *J Perinatol* 2004; 24: 674-678.

4. Rosano A, Botto LD, Botting B, Mastroiacovo P.
Infant mortality and congenital anomalies from 1950
to 1994: an international perspective. *J Epidemiol
Community Health* 2000; 54: 660-666.

5. Crane JP, LeFevre ML, Winborn RC, Evans JK,
Ewigman BG, Bain RP, Frigoletto FD, McNellis
D. A randomized trial of prenatal ultrasonographic
screening: impact on the detection, management, and
outcome of anomalous fetuses. The RADIUS Study
Group. *Am J Obstet Gynecol* 1994; 171: 392-399.

6. Abu-Harb M, Hey E, Wren C. Death in infancy from
unrecognized congenital heart disease. *Arch Dis
Child* 1994; 71: 3-7.

7. Bonnet D, Coltri A, Butera G, Fermont L, Le Bidois J,
Kachaner J, Sidi D. Detection of transposition of the
great arteries in fetuses reduces neonatal morbidity
and mortality. *Circulation* 1999; 99: 916-918.

8. Tworetzky W, McElhinney DB, Reddy VM, Brook
MM, Hanley FL, Silverman NH. Improved surgical
outcome after fetal diagnosis of hypoplastic left heart
syndrome. *Circulation* 2001; 103: 1269-1273.

9. Andrews R, Tulloh R, Sharland G, Simpson J,
Rollings S, Baker E, Qureshi S, Rosenthal E, Austin
C, Anderson D. Outcome of staged reconstructive
surgery for hypoplastic left heart syndrome following
antenatal diagnosis. *Arch Dis Child* 2001; 85: 474-
477. Erratum in *Arch Dis Child* 2002; 86: 313.

10. Franklin O, Burch M, Manning N, Sleeman K, Gould
S, Archer N. Prenatal diagnosis of coarctation of the
aorta improves survival and reduces morbidity. *Heart*
2002; 87: 67-69.

11. Tworetzky W, Wilkins-Haug L, Jennings RW, van
der Velde ME, Marshall AC, Marx GR, Colan SD,
Benson CB, Lock JE, Perry SB. Balloon dilation
of severe aortic stenosis in the fetus: potential for
prevention of hypoplastic left heart syndrome: candidate
selection, technique, and results of successful
intervention. *Circulation* 2004; 110: 2125-2131.

12. Simpson LL. Screening for congenital heart disease.
Obstet Gynecol Clin North Am 2004; 31: 51-59.

13. DeVore G, Medearis AL, Bear MB, Horenstein J, Platt
LD. Fetal echocardiography: factors that influence
imaging of the fetal heart during the second trimester
of pregnancy. *J Ultrasound Med* 1993; 12: 659-663.

14. Sharland GK, Allan LD. Screening for congenital
heart disease prenatally. Results of a 2½ year study
in the South East Thames Region. *Br J Obstet
Gynaecol* 1992; 99: 220-225.

15. Carvalho JS, Mavrides E, Shinebourne EA, Campbell
S, Thilaganathan B. Improving the effectiveness of
routine prenatal screening for major congenital heart
defects. *Heart* 2002; 88: 387-391.

16. Hunter S, Heads A, Wyllie J, Robson S. Prenatal
diagnosis of congenital heart disease in the northern
region of England: benefits of a training programme
for obstetric ultrasonographers. *Heart* 2000; 84:
294-298.

17. Lee W. American Institute of Ultrasound in Medicine.
Performance of the basic fetal cardiac ultrasound
examination. *J Ultrasound Med* 1998; 17: 601-607.
Erratum in *J Ultrasound Med* 1998; 17: 796.

18. American Institute of Ultrasound in Medicine.
Guidelines for the performance of the antepartum
obstetrical ultrasound examination. *J Ultrasound
Med* 2003; 22: 1116-1125.

19. American College of Radiology. ACR practice guideline
for the performance of antepartum obstetrical ultrasound.
In *Practice Guidelines & Technical Standards.* ACR:
Reston, VA, 2004; 689-695.

20. American College of Obstetricians and Gynecologists.
ACOG Practice Bulletin. Ultrasonography in pregnancy.
Obstet Gynecol 2004; 104: 1449-1458.

21. Achiron R, Rotstein Z, Lipitz S, Mashiach S, Hegesh
J. First-trimester diagnosis of fetal congenital heart
disease by transvaginal ultrasonography. *Obstet
Gynecol* 1994; 84: 69-72.

22. Yagel S, Weissman A, Rotstein Z, Manor M, Hegesh
J, Anteby E, Lipitz S, Achiron R. Congenital heart
defects: natural course and *in utero* development.
Circulation 1997; 96: 550-555.

23. Rustico MA, Benettoni A, D'Ottavio G, Fischer-
Tamaro L, Conoscenti GC, Meir Y, Natale R,
Bussani R, Mandruzzato GP. Early screening for fetal
cardiac anomalies by transvaginal echocardiography
in an unselected population: the role of operator
experience. *Ultrasound Obstet Gynecol* 2000; 16:
614-619.

24. Carvalho JS. Fetal heart scanning in the first trimester.
Prenat Diagn 2004; 24: 1060-1067.

25. Carvalho JS, Moscoso G, Tekay A, Campbell S,
Thilganathan B, Shinebourne EA. Clinical impact of
first and early second trimester fetal echocardiography
on high risk pregnancies. *Heart* 2004; 90: 921-926.

26. Huggon IC, Ghi T, Cook AC, Zosmer N, Allan LD,
Nicolaides KH. Fetal cardiac abnormalities identified
prior to 14 weeks' gestation. *Ultrasound Obstet
Gynecol* 2002; 20: 22-29.

27. Schwarzler P, Senat MV, Holden D, Bernard JP,
Masroor T, Ville Y. Feasibility of the second-trimester
fetal ultrasound examination in an unselected
population at 18, 20 or 22 weeks of pregnancy: a
randomized trial. *Ultrasound Obstet Gynecol* 1999;
14: 92-97.

28. Tegnander E, Eik-Nes SH, Johansen OJ, Linker DT. Prenatal detection of heart defects at the routine fetal examination at 18 weeks in a non-selected population. *Utrasound Obstet Gynecol* 1995; 5: 372-380.

29. Chaoui R. The four-chamber view: four reasons why it seems to fail in screening for cardiac abnormalities and suggestions to improve detection rate. *Ultrasound Obstet Gynecol* 2003; 22: 3-10.

30. Tegnander E, Eik-Nes SH, Linker DT. Incorporating the four-chamber view of the fetal heart into the second-trimester routine fetal examination. *Ultrasound Obstet Gynecol* 1994; 4: 24-28.

31. Paladini D, Vassallo M, Tartaglione A, Lapadula C, Mar-tinelli P. The role of tissue harmonic imaging in fetal echocardiography. *Ultrasound Obstet Gynecol* 2004; 23: 159-164.

32. Allan LD, Crawford DC, Chita SK, Tynan MJ. Prenatal screening for congenital heart disease. *Br Med J* 1986; 292: 1717-1719.

33. Copel JA, Pilu G, Green J, Hobbins JC, Kleinman CS. Fetal echocardiographic screening for congenital heart disease: the importance of the four-chamber view. *Am J Obstet Gynecol* 1987; 157: 648-655.

34. Di Salvo DN, Brown DL, Doubilet PM, Benson CB, Frates MC. Clinical significance of isolated fetal pericardial effusion. *J Ultrasound Med* 1994; 13: 291-293.

35. Yoo SJ, Min JY, Lee YH. Normal pericardial fluid in the fetus: color and spectral Doppler analysis. *Ultrasound Obstet Gynecol* 2001; 18: 248-252.

36. Copel JA, Liang RI, Demasio K, Ozeren S, Kleinman CS. The clinical significance of the irregular fetal heart rhythm. *Am J Obstet Gynecol* 2000; 182: 813-817.

37. Comstock CH. Normal fetal heart axis and position. *Obstet Gynecol* 1987; 70: 255-259.

38. Smith RS, Comstock CH, Kirk JS, Lee W. Ultrasonographic left cardiac axis deviation: a marker for fetal anomalies. *Obstet Gynecol* 1995; 85: 187-191.

39. Sharland GK, Chan KY, Allan LD. Coarctation of the aorta: difficulties in prenatal diagnosis. *Br Heart J* 1994; 71: 70-75.

40. Kirk JS, Comstock CH, Lee W, Smith RS, Riggs TW, Weinhouse E. Fetal cardiac asymmetry: a marker for congenital heart disease. *Obstet Gynecol* 1999; 93: 189-192.

41. Bromley B, Estroff JA, Sanders SP, Parad R, Roberts D, Frigoletto FD Jr, Benacerraf BR. Fetal echocardiography: accuracy and limitations in a population at high and low risk for heart defects. *Am J Obstet Gynecol* 1992; 166: 1473-1481.

42. Yoo S-J, Lee Y-H, Kim ES, Ryu HM, Kim MY, Choi H-K, Cho KS, Kim A. Three-vessel view of the fetal upper mediastinum: an easy means of detecting abnormalities of the ventricular outflow tracts and great arteries during obstetric screening. *Ultrasound Obstet Gynecol* 1997; 9: 173-182.

43. Yoo S-J, Lee Y-H, Cho KS. Abnormal three-vessel view on sonography: a clue to the diagnosis of congenital heart disease in the fetus. *AJR Am J Roentgenol* 1999; 172: 825-830.

44. Kirk JS, Riggs TW, Comstock CH, Lee W, Yang SS, Weinhouse E. Prenatal screening for cardiac anomalies: the value of routine addition of the aortic root to the four-chamber view. *Obstet Gynecol* 1994; 84: 427-431.

45. DeVore G. The aortic and pulmonary outflow tract screening examination in the human fetus. *J Ultrasound Med* 1992; 11: 345-348.

46. Vinals F, Heredia F, Giuliano A. The role of the three vessels and trachea view (3VT) in the diagnosis of congenital heart defects. *Ultrasound Obstet Gynecol* 2003; 22: 358-367.

47. Yagel S, Arbel R, Anteby EY, Raveh D, Achiron R. The three vessels and trachea view (3VT) in fetal cardiac scanning. *Ultrasound Obstet Gynecol* 2002; 20: 340-345.

48. Vettraino IM, Lee W, Bronsteen RA, Comstock CH. Sonographic evaluation of the ventricular cardiac outflow tracts. Letter to the Editor. *J Ultrasound Med* 2005; 24: 566.

49. Stumpflen I, Stumpflen A, Wimmer M, Bernaschek G. Effect of detailed fetal echocardiography as part of routine prenatal ultrasonographic screening on detection of congenital heart disease. *Lancet* 1996; 348: 854-857.

50. Small M, Copel JA. Indications for fetal echocardiography. *Pediatr Cardiol* 2004; 25: 210-222.

51. Hyett J, Moscoso G, Papapanagiotou G, Perdu M, Nicolaides KH. Abnormalities of the heart and great arteries in chromosomally normal fetuses with increased nuchal translucency thickness at 11-13 weeks of gestation. *Ultrasound Obstet Gynecol* 1996; 7: 245-250.

52. Hyett JA, Perdu M, Sharland GK, Snijders RS, Nicolaides KH. Increased nuchal translucency at 10-14 weeks of gestation as a marker for major cardiac defects. *Ultrasound Obstet Gynecol* 1997; 10: 242-246.

53. Mavrides E, Cobian-Sanchez F, Tekay A, Moscoso G, Campbell S, Thilaganathan B, Carvalho JS. Limitations of using first-trimester nuchal translucency measurement in routine screening for major congenital heart defects. *Ultrasound Obstet Gynecol* 2001; 17: 106-110.

54. Ghi T, Huggon IC, Zosmer N, Nicolaides KH. Incidence of major structural cardiac defects associated with increased nuchal translucency but normal karyotype. *Ultrasound Obstet Gynecol* 2001; 18: 610-614.

ACKNOWLEDGMENTS

These guidelines were developed under the auspices of the ISUOG Education Committee. Chair: Professor Sturla Eik-Nes, National Center for Fetal Medicine, Trondheim, Norway.

Appreciation is particularly extended to specialty consultants who contributed to this project:

Dr W. Lee, Task Force Chair

William Beaumont Hospital, Royal Oak, MI, USA

Dr J. S. Carvalho

Royal Brompton and St. George's Hospitals, London, UK

Professor R. Chaoui

Center for Prenatal Diagnosis and Human Genetics, Berlin, Germany

Dr J. Copel

Yale University School of Medicine, New Haven, CT, USA

Professor K. Hecher

University Medical Centre, Hamburg-Eppendorf, Germany

Professor D. Paladini

University Federico II, Naples, Italy

**Copies of this document will be available at:
http://www.isuog.org**

ISUOG Secretariat

Unit 4, Blythe Mews

Blythe Road

London W14 0HW, UK

e-mail: info@isuog.org

美国胎儿超声心动图操作指南（英文）

American Society of Echocardiography Guidelines and Standards for Performance of the Fetal Echocardiogram

A statement of the Pediatric Council of the American Society of Echocardiography represented by,
Jack Rychik, MD, Nancy Ayres, MD, Bettina Cuneo, MD, Nina Gotteiner, MD,
Lisa Hornberger, MD, Philip J. Spevak, MD, and Mary Van Der Veld, MD

INTRODUCTION

Fetal echocardiography is the ultrasonic evaluation of the human fetal cardiovascular system. General antepartum obstetrical ultrasound has become a standard part of gestational care and is commonly used for the determination of fetal age, size, gender, or well-being and for the detection of congenital anomalies. A variety of maternal or fetal disorders may result in abnormality of the fetal cardiovascular system to a degree which demands evaluation at a level above and beyond that attainable with standard antepartum obstetrical ultrasound. In these circumstances, a fetal echocardiogram should be performed.

Improved operator skill amongst physicians performing general antepartum obstetrical ultrasound, in combination with increased sensitivity of present day ultrasound systems, has resulted in improved detection of fetal cardiovascular abnormalities and increased requirements for more detailed evaluation. Congenital heart disease is the most common congenital anomaly found in the human.[1] As the detection rates for congenital anomalies continue to increase, the demand for fetal echocardiography has grown. Accurate diagnosis of congenital heart disease via fetal echocardiography provides many benefits. It allows for a smooth transition between the pre- and post-natal states, with the opportunity to provide immediate care at birth, thereby avoiding the onset of hemodynamic compromise. Recent studies suggest improved physiological state after birth and improved surgical outcome for infants who have had prenatal diagnosis via fetal echocardiography.[2,3] In addition, accurate diagnosis via fetal echocardiography allows for appropriate counseling to take place and for parents to take the opportunity to learn about the cardiac anomaly. This knowledge can allay parental fears, improve psychological state, and bolster coping skills in dealing with the birth of a child with life-threatening cardiovascular illness.[4]

Fetal echocardiography can also contribute to improved understanding when applied to cardiovascular abnormalities unrelated to congenital heart disease. Such data, when presented in a multidisciplinary format, can help elucidate the pathophysiology of a variety of disorders and can be used to both guide and monitor disease therapy.

Performance and interpretation of fetal echocardiography requires a unique set of advanced skills and knowledge. The fetal heart is of small size and dynamic in nature. A myriad of complex anatomical and physiological derangements are possible. The American Institute of Ultrasound in Medicine[5] and the American College of Radiology[6] have recommended performance of a 4-chamber view of the heart as part of the standard for an antepartum obstetrical ultrasound. However, studies have shown that when using the 4-chamber view alone, important congenital heart disease may go unrecognized.[7] Addition of right and left ventricular outflow tract and great artery visualization improves the yield allowing for more effective screening for congenital heart disease,[8-10] however many anomalies can still be missed. Hence general antenatal obstetrical ultrasound can function as a screen for fetal cardiovascular disorders; suspicion or detection of a fetal cardiovascular abnormality requires referral for a more comprehensive evaluation to a physician with expertise in fetal echocardiography. Well-trained pediatric cardiologists, maternal-fetal medicine specialists, or obstetrical radiologists who have acquired the appropriate knowledge base and skills as outlined below may perform fetal echocardiography.

The purpose of this statement from the American Society of Echocardiography is to define the distinguishing elements of the fetal echocardiogram from other forms of ultrasonic evaluation and to provide guidelines and standards for physician performance and interpretation of fetal echocardiography.

SKILLS AND KNOWLEDGE REQUIRED

Performance and interpretation of fetal echocardiography requires a special set of skills and knowledge. The physician performing and interpreting fetal echocardiography must:

- be able to recognize the full spectrum of simple and complex, acquired and congenital, heart disease and its manifestations and natural history throughout gestation, and recognize the limitations of fetal echocardiography in detecting important associated lesions
- have the skill and ability to apply all modalities of echocardiography including 2-dimensional, M-mode, pulsed-wave, continuous wave, and Doppler color flow mapping in recognizing

and evaluating both the normal and abnormal fetal cardiovascular state
- have knowledge of the anatomy and physiology of the cardiovascular system throughout the stages of human development
- have a thorough understanding of the spectrum of fetal arrhythmias and the ability to utilize the spectrum of echocardiographic modalities for their assessment
- be knowledgeable in the principles of biological ultrasound instrumentation and its application in human pregnancy
- have a thorough understanding of maternal-fetal physiology as well as maternal conditions that may affect the developing fetus
- be familiar with the latest developments in obstetrical diagnostics, which include invasive and non-invasive tests available throughout pregnancy
- have knowledge of the growing field of invasive fetal intervention and its possible effects on the fetal cardiovascular system.

Specific training requirements and maintenance of competency guidelines have been developed by the American College of Cardiology in conjunction with the American Heart Association and American Society of Echocardiography and are endorsed by our group.[11]

The physician performing and interpreting fetal echocardiography should have access to a multidisciplinary team with expertise in maternal-fetal medicine, genetics, neonatology, pediatric surgery, pediatric cardiology, and pediatric cardiac surgery, with availability for consultative services and advice. Oftentimes the physician performing fetal echocardiography will also offer counseling to the family of the fetus. In these circumstances, the physician offering counsel must have a thorough knowledge base of all management strategies and be familiar with current outcomes for treatment of congenital and acquired cardiovascular disease.

INDICATIONS

Indications for fetal echocardiography can be separated into maternal and fetal indications. Examples are listed in Table 1.

There are presently no strong prenatal markers available for identifying the fetus with congenital heart disease. Family history of congenital heart disease or the presence of a chromosomal anomaly are relative risk factors. Increased nuchal translucency present at 10 to 13 weeks gestation has been associated with an increased risk of congenital heart disease, even in the absence of chromosomal anomaly.[12] Recent reports indicate up to a 3-fold increase in the prevalence of congenital heart disease over the general population in infants conceived via intracytoplasmic sperm injection and in-vitro fertilization.[13]

THE FETAL ECHOCARDIOGRAM

Timing of Examination

The optimal timing for performance of a comprehensive transabdominal fetal echocardiogram is 18 to 22 weeks gestation. Images can be more difficult to obtain after 30 weeks gestation, as the ratio of fetal body mass-to-amniotic fluid increases. Acquiring images of the fetal heart at 15 to 18 weeks is possible; however performing a comprehensive cardiac evaluation study at this age can be difficult and may require repeat assessment at 18 to 22 weeks.

Equipment

Ultrasound systems used for fetal echocardiography should have capabilities for performing 2-dimensional, M-mode, and Doppler imaging. The requirements of fetal echocardiography are more stringent than for the examination of an infant or child with congenital or acquired heart disease. This is due to the increased demands for both spatial and temporal resolution. Anatomic surveys require axial resolution of 1 mm or less and this is particularly important given the small size of critical fetal cardiac structures. Frames rates of 80 to 100 Hz are frequently needed to view important events occurring at heart rates in excess of 140 beats per minute. To meet these requirements, imaging systems need to be optimally configured. In general, system settings are adjusted to minimize persistence and spatial averaging and to increase frame rate. All modalities of Doppler including color, pulse, high pulse repetition frequency, and continuous wave should be available. Tissue Doppler imaging has been recently applied in the assessment of fetal arrhythmia.[14] Harmonic imaging is useful when acoustic penetration is difficult such as

Table 1 Examples of indications for fetal echocardiography

Maternal indications	Fetal indications
● Family history of CHD	● Abnormal obstetrical ultrasound screen
● Metabolic disorders (eg, diabetes, PKU)	● Extracardiac abnormality
● Exposure to teratogens	● Chromosomal abnormality
● Exposure to prostaglandin synthetase inhibitors (eg, ibuprofen, salicylic acid, indomethacin)	● Arrhythmia
● Rubella infection	● Hydrops
● Autoimmune disease (eg, SLE, Sjögren's)	● Increased first trimester nuchal translucency
● Familial inherited disorders (Ellis-van Creveld, Marfan, Noonan's, etc)	● Multiple gestation and suspicion of twin-twin transfusion syndrome
● In vitro fertilization	

CHD, Congenital heart disease; *PKU*, phenyl ketonuria; *SLE*, systemic lupus erythematosus.

in the presence of maternal obesity. Phased array transducers with fundamental frequencies between 4 and 12 MHz are generally used. Curvilinear probes may be helpful given the wider near-field of view. High frequency transducers with a narrower footprint commonly used in echocardiography of infants may also be helpful.

Examination Technique

The essential components of the fetal echocardiogram are listed in Table 2. Although the goal is to achieve visualization of each of the essential components, not all will be visualized in every fetus at every examination. Fetal position in the uterus or increased activity may limit the ability to obtain visualization of each of the components.

The number of vessels in the umbilical cord is counted and Doppler sampling of the umbilical artery and umbilical vein is performed. After establishing the position of the fetus and the right/left and anterior/posterior orientation, an initial survey of the fetus is used to estimate the gestational age and to establish abdominal situs and cardiac position. The presence or absence of fluid in the pericardial, pleural, or peritoneal space should be noted. The position of the inferior vena cava and descending aorta at the level of the diaphragm are established.

Multiple scanning positions and sweeps are necessary to adequately image the fetal heart. Suggested views are described below with a brief explanation of how to achieve the view and the structures generally well seen. Reference sources are available, which illustrate these views in detail.[15] Figures 1 and 2 demonstrate the anatomical correlates to the tomographic imaging planes used for the views described below. The authors recognize that based on operator style, alternative or additional sweeps and views may be utilized to image the various structures of the fetal heart and still accomplish a comprehensive fetal echocardiogram.

Table 2 Essential components of the fetal echocardiogram

Feature	Essential component
Anatomic overview	Fetal number and position in the uterus
	Establish stomach position and abdominal situs
	Establish cardiac position
Biometric examination	Cardiothoracic ratio
	Biparietal diameter
	Femur length
Cardiac imaging views/sweeps	Four-chamber view
	Four-chamber view angled towards great arteries
	("Five-chamber" view)
	Long-axis view (left ventricular outflow)
	Long-axis view (right ventricular outflow)
	Short-axis sweep (cephalad angling includes "3-vessel" view
	Caval long-axis view
	Ductal arch view
	Aortic arch view
Doppler examination	Inferior and superior vena cava
	Pulmonary veins
	Hepatic veins
	Ductus venosus
	Foramen ovale
	Atrioventricular valves
	Semilunar valves
	Ductus arteriosus
	Transverse aortic arch
	Umbilical artery
	Umbilical vein
Measurement data	Atrioventricular valve diameter
	Semilunar valve diameter
	Main pulmonary artery
	Ascending aorta
	Branch pulmonary arteries
	Transverse aortic arch
	Ventricular length
	Ventricular short-axis dimensions
Examination of rhythm and rate	M-mode of atrial and ventricular wall motion
	Doppler examination of atrial and ventricular flow patterns

Four-chamber view. The 4-chamber view is generally easy to achieve and is useful for identifying the atria, ventricles, and respective septae (Table 3). The diameters of the mitral and tricuspid valve annuli are measured. The lengths of the left and right ventricle can also be measured. Numerous standards for dimensional measures based on gestational age have been published.[16-19] The view is inadequate for determining the conotruncus and in particular, excluding transposition of the great arteries. From the standard 4-chamber view, one should sweep posteriorly to demonstrate the coronary sinus and then anteriorly to identify the aorta. Oftentimes, the pulmonary veins can be identified entering the left atrium posteriorly.

Short-axis view. The short-axis view is obtained by scanning perpendicular to the long axis of the heart (Table 4). It is an excellent view for identifying the return of the pulmonary veins. In general, the connections of both lower lobe veins can be visualized. The upper pulmonary veins may be identified as they course directly beneath the branch pulmonary arteries. Sweeping

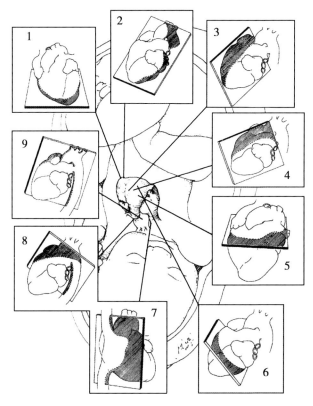

Figure 1 Illustration of the tomographic planes used to image the fetal cardiovascular system. Imaging planes displayed are in a normal human fetus. Starting at the top left, the following views are demonstrated in a clockwise manner: *1*, apical (4-chamber) view; *2*, apical (5-chamber) view angled towards the aorta; *3*, long-axis view of the left ventricular outflow tract; *4*, long-axis view of the right ventricular outflow tract; *5*, short-axis view at the level of the great vessels; *6*, short-axis view with caudaud angling at the level of the ventricles; *7*, caval long-axis view; *8*, ductal arch view; *9*, aortic arch view.

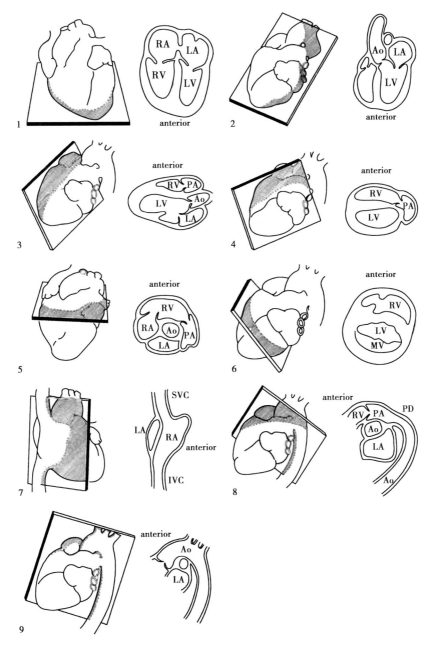

Figure 2 Illustrations of the anatomical correlates for each of the designated tomographic imaging planes used for imaging of the fetal cardiovascular system. Each numbered view relates to the clockwise illustration of the fetal heart in Figure 1. *Ao*, Aorta; *IVC*, inferior vena cava; *LA*, left atrium; *LV*, left ventricle; *MV*, mitral valve; *PA*, pulmonary artery; *PD*, patent ductus; *RA*, right atrium; *RV*, right ventricle; *SVC*, superior vena cava.

cranially, one can measure right ventricular and left ventricular diastolic dimensions. These measurements should be made at the level of the tips of the papillary muscles of the left ventricle. Even more cranially, one can identify the main pulmonary artery as it supplies the branch pulmonary arteries. Identification of the branch pulmonary arteries facilitates determination of the conotruncus. The superior vena cava can be identified crossing anterior to the ipsilateral branch pulmonary artery. Even more superiorly, the innominate vein is noted and as well, the branching of the aortic arch and arch sidedness. Sweeping inferiorly one can demonstrate the connection of the inferior vena cava and hepatic veins with the right atrium. A cross-sectional view obtained at the level of the superior mediastinum provides an image of the "3-vessel view." In this plane the relationship and size differences between the superior vena cava, the ascending aorta, and main pulmonary artery can be recognized. The main pulmonary artery is more anterior and to the left of the other structures, and tends to have a larger diameter. The ascending aorta is the next, more rightward structure that is positioned slightly posterior relative to the main pulmonary artery. The superior vena cava is the most posterior and rightward vessel of the 3. Slight discrepancies in the position or size of these 3 vessels can identify subtle pathology of the outlets and arches. Anterior to the 3 vessels is the thymus, which wraps over the anterior aspect of the superior mediastinum.

Cardiac long-axis view. The long-axis view is aligned with the left ventricular outflow tract (Table 5). The continuity between the mitral and aortic valves and the absence of sub-aortic conus is noted. The size of the ascending aorta is measured. Sweeping to the right allows visualization of both cavae (although these structures are better visualized in the caval view described below).

Caval long-axis view. The caval long-axis view is obtained with the imaging plane parallel to the caval connections to the right atrium (Table 6). Continuity of the inferior vena cava as it passes through the liver is established. The septum primum is seen extending into the left atrium. Color Doppler interrogation demonstrates the normal right to left flow across the foramen ovale, which is reversed in lesions of critical left heart hypoplasia.[20]

Ductal view and aortic arch view. The ductal view is obtained when the imaging plane is aligned with the right ventricular outflow tract and main pulmonary artery. The aortic arch is obtained with the beam aligned from anterior right of the fetal chest to posterior left of the fetal chest (Table 7). In the ductal view, the main pulmonary artery, and ductal arch are well seen and main pulmonary artery size is easily measured. The direction of ductal flow is appreciated and the velocity recorded. Sweeping to either side may allow visualization of the branch pulmonary arteries. As the ductus connects with the descending aorta, the isthmus is well seen and the direction of flow established.[21] In the aortic arch view, antegrade flow though the ascending aorta, transverse arch, and descending aorta is established with color Doppler interrogation.

Heart rate and rhythm. The rate and mechanism of rhythm is established by identifying mechanical events associated with both atrial and ventricular systole. Atrial systole is identified with either an M-mode of the lateral atrial wall or atrial appendage,[22] pulse Doppler interrogation of the outflow tract at a location where atrioventricular valve inflow is detected,[23] or pulse tissue Doppler of the atrial wall.[14] The identification of atrioventricular valve inflow serves as a proxy for atrial systole. Ventricular systole can be identified with M-mode of the ventricular free wall or aortic valve or again, using pulse Doppler interrogation of the outflow tract or tissue Doppler

Table 3 Structures viewed in the 4- and 5- chamber view

- Atrial and ventricular size
- Atrial and ventricular septae
- Atrioventricular size and function
- Coronary sinus
- Ventricular function in long axis
- Semilunar valve function (may not, however, be optimal to differentiate aorta from main pulmonary artery)
- Pulmonary veins

Table 4 Structures viewed in the cardiac short-axis sweep

- Pulmonary venous return
- Inferior vena cava and hepatic veins
- Ventricular short-axis dimensions
- Ventricular-arterial relationship
- Right ventricular outflow tract
- Branch pulmonary arteries and origin
- Caval connections
- Innominate vein
- Ductus arteriosus
- Determination of arch sidedness and branching

Table 5 Structures viewed in the cardiac long-axis sweep

- Superior and inferior vena cava
- Left ventricular outflow tract
- Ascending aorta
- Great vessel connection and size
- Ductus arteriosus and proximal ductal arch

Table 6 Structures viewed in the caval long-axis view

- Superior vena cava
- Inferior vena cava and eustachian valve
- Patent foramen ovale
- Right pulmonary artery

Table 7 Structures viewed in the ductal and aortic arch views

- Main pulmonary artery
- Branch pulmonary arteries
- Patent ductus arteriosus and direction of flow
- Aortic arch dimension (ascending, transverse, isthmus, and descending)
- Direction of flow in the aortic arch

of the ventricular myocardium. Doppler flow in the outflow tract serves as a proxy for ventricular systole. Measurement of the time interval between two successive beats allows calculation of rate. Simultaneous interrogation of left ventricular inflow and outflow allows assessment of atrioventricular conduction and the "mechanical" PR interval.[23]

ULTRASOUND SAFETY DURING PREGNANCY

The standard fetal echocardiographic examination utilizes all modalities of diagnostic ultrasound including 2-dimensional (B-mode) imaging, Doppler, and Doppler color flow mapping. Ultrasound energy expenditures increase with each modality used and are most intense when Doppler color flow mapping is applied to a small region of interest, as is commonly the case when examining the structures of the fetal heart.[24] Hence special consideration should be given to the use of ultrasound energy in the developing fetus. While theoretical concerns exist, to date there have been no confirmed harmful effects detected.[25] Those performing fetal echocardiography should be aware of these effects and should limit power output and time of exposure to no more than that which is absolutely necessary to complete the examination.

As ultrasound technology has advanced and new modalities added, power output on newer systems has changed. In 1985, the Food and Drug Administration 510(K) guide strictly limited ultrasound power output on imaging systems. However, since 1992 much greater output levels have been allowed in conjunction with a display of power output, thereby placing responsibility upon the user to make educated decisions regarding relative risk of a particular modality.[26] Potential bioeffects of ultrasound energy can be categorized as thermal, or relating to increase in temperature in the region of insonation, or mechanical, relating primarily to cavitation.[27]

Current ultrasound systems allow for display of potential increase in temperature via the thermal index (TI) assigned for either soft-tissue (TIS), or bone (TIB). The TI represents an estimate of the temperature rise in the field and is approximately proportional to the temperature increase in degrees Celsius (eg, a TI of 2 means that the maximum temperature increase that may result from the exposure at those ultrasound system settings is 2℃). The risk of mechanically induced ultrasound damage is displayed by the mechanical index (MI), which is defined as the ratio of maximal peak rare fractional pressure to the square root of the ultrasound frequency. The risk of mechanical injury rises with increasing MI.

As newer modalities such as Doppler applications assessing tissue motion and real-time 3-dimensional imaging continue to develop, bioeffects on the fetus will need to continue to be monitored. As there are no strictly defined limits established, use of ultrasound energy in fetal echocardiography is best expressed by the "ALARA" principle—as low as reasonably achievable.[28]

SUMMARY

The fetal echocardiogram is a unique ultrasound examination, which differs from the antenatal obstetrical ultrasound and from the conventional echocardiogram in the infant, child, or adult. A unique, high level set of skills and knowledge is required in order to perform this test. In this statement, we outline the indications and essential performance components of the fetal echocardiogram, as well as highlight the importance of operator cognizance of potential safety concerns. This statement contributes to the establishment of a standard for performance of the fetal echocardiogram, as the use of this valuable assay continues to expand in the future.

We wish to acknowledge Dr David Low for his artistic contributions to this report.

REFERENCES

1. Hoffman JI, Kaplan S. The incidence of congenital heart disease. J Am Coll Cardiol 2002;39:1890-900.
2. Verheijen PM, Lisowski LA, Stoutenbeek P, Hitchcock JF, Brenner JI, Cope JA, et al. Prenatal diagnosis of congenital heart disease affects preoperative acidosis in the newborn patient. J Thorac Cardiovasc Surg 2001;121:798.
3. Tworetzky W, McElhinney DB, Reddy VM, Brook MM, Hanley FL, Silverman NH. Improved surgical outcome after fetal diagnosis of hypoplastic left heart syndrome. Circulation 2001;103:1269-73.
4. Sklansky M, Tang A, Levy D, Grossfeld P, Kashani I, Shaughnessy R, et al. Maternal psychological impact of fetal echocardiography. J Am Soc Echocardiogr 2002;15:159-66.
5. Standards for the Performance of the Antepartum Obstetrical Ultrasound Examination. Copyright 1994, by the American Institute of Ultrasound in Medicine.
6. American College of Radiology Standard for the Performance of Antepartum Obstetrical Ultrasound.
7. Nelson NL, Filly RA, Goldstein RB, Callen PW. The AIUM/ACR antepartum obstetrical sonographic guidelines: expectations for detection of anomalies. J Ultrasound Med 1993;4: 186-96.
8. Carvalho JS, Mavrides E, Shinebourne EA, Campbell S, Thilaganathan B. Improving the effectiveness of routine prenatal screening for major congenital heart defects. Heart 2002;88: 387-91.
9. Buskens E, Grobbee DE, Frohn-Mulder IME, Stewart PA, Juttmann RE, Wladimiroff JW, et al. Efficacy of routine fetal ultrasound screening for congenital heart disease in normal pregnancy. Circulation 1996; 94: 67-72.
10. Stumpflen I, Stumpflen A, Wimmer M, Bernaschek G. Effect of detailed fetal echocardiography as part of routine prenatal ultrasonographic screening on detection of congenital heart disease. Lancet 1996;348:854-7.
11. Quinones MA, Douglas PS, Foster E, Gorcsan J, Lewos JF, Pearlman AS, et al. ACC/AHA clinical competence statement on echocardiography: a report of the American College of Cardiology/American Heart Association/American College of Physicians-American Society of Internal Medicine task force on clinical competence (committee on echocardiography). J Am Coll Cardiol 2003;41:687-708.
12. Ghi T, Huggon IC, Zosmer N, Nicolaides KH. Incidence of major structural cardiac defects associated with increased nuchal translucency but normal karyotype. Ultrasound Obstet Gynecol 2001;18:610-4.
13. Hansen M, Kurinczuk JJ, Bower C, Webb S. The risk of major birth defects after intracytoplasmic sperm injection and in vitro fertilization. N Engl J Med

2002;346:725-30.

14. Rein AJ, O'Donnell C, Geva T, Nir A, Perles Z, Hashimoto I, et al. Use of tissue velocity imaging in the diagnosis of fetal cardiac arrhythmias. Circulation 2002;106:1827-33.

15. Allan L, Hornberger L, Sharland G, editors. Textbook of fetal cardiology. London: Greenwich Medical Media; 2000.

16. Sharland GK, Allan LD. Normal fetal cardiac measurements derived by cross-sectional echocardiography. Ultrasound Obstet Gynecol 1992;2:175-81.

17. Tan J, Silverman NH, Hoffman JIE, Villegas M, Schmidt KG. Cardiac dimensions determined by cross-sectional echocardiography in the normal human fetus from 18 weeks to term. Am J Cardiol 1992;70:1459-67.

18. Schmidt KG, Silverman NH, Van Hare GF, Hawkins JA, Cloez JL, Rudolph AM. Two-dimensional echocardiographic determination of ventricular volumes in the fetal heart. Circulation 1990;81:325-33.

19. Phillipos FZ, Robertson MA, Still KD. The echocardiographic assessment of the human foramen ovale. J Am Soc Echocardiogr 1994;7:257-63.

20. Berning RA, Silverman NH, Villegas M, Sahn DJ, Martin GR, Rice MJ. Reversed shunting across the ductus arteriosus or atrial septum in utero heralds severe congenital heart disease. J Am Coll Cardiol 1996;27:481-6.

21. Fouron JC, Zarelli M, Drblik SP, Lessard M. Normal flow velocity profile of the fetal aortic isthmus through normal gestation. Am J Cardiol 1994;74:483-6.

22. Kleinman C, Donnerstein R, Jaffe C, DeVore G, Weinstein EM, Lynch DC, et al. Fetal echocardiography. A tool for evaluation of in utero cardiac arrhythmias and monitoring of in utero therapy. Am J Cardiol 1983;51:237-43.

23. Glickstein JS, Buyon J, Friedman D. Pulsed Doppler echocardiographic assessment of the fetal PR interval. Am J Cardiol 2000;86:236-9.

24. Kurjak A. Are color and pulsed Doppler sonography safe in early pregnancy? J Perinat Med 1999;27:423-30.

25. Abramowicz JS, Kossoff G, Marsal K, Ter Haar G. Literature review by the ISUOG bioefects and safety committee. Ultrasound Obstet Gynecol 2002;19:318-9.

26. Deane C, Lees C. Doppler obstetric ultrasound: a graphical display of temporal changes in safety indices. Ultrasound Obstet Gynecol 2000;15:418-23.

27. Miller MW, Brayman AA, Abramowicz JA. Obstetric ultrasonography: a biophysical consideration of patient safety-the "rules" have changed. Am J Obstet Gynecol 1998;179:241-54.

28. International Society of Ultrasound in Obstetrics and Gynecology (ISUOG). Safety statement, 2000. Ultrasound Obstet Gynecol 2000;16:594-6.